Über dieses Buch Viele Frauen empfinden nach der Geburt nicht das erwartete Glücksgefühl, sondern leiden unter Verstimmungen. Die Symptome reichen von emotionaler Unausgeglichenheit, z.B. jähen Stimmungsumschwüngen, Traurigkeit und Reizbarkeit, bis zu schweren depressiven Störungen. Nur wenige Mütter sind sich über die Ursachen dieser »Krankheit« im klaren, die auf der normalen Umstellung im Hormonhaushalt ihres Körpers beruht, die aber auch tiefsitzende Ängste vor den bevorstehenden einschneidenden Veränderungen ihres Lebens freisetzt. Anhand von vielen Fallbeispielen zeigt die Autorin, welche Ursachen diese Krise auslösen und wie sie überwunden werden kann.

Die Autorin Katharina Dalton ist Ärztin und Psychologin. Sie lebt in London und hat die Probleme der postnatalen Depression schon seit vielen Jahren beobachtet und darüber zahlreiche Artikel veröffentlicht.

Katharina Dalton

Mütter nach der Geburt

Wege aus der Depression

Aus dem Englischen von Thomas M. Höpfner
und Petra Sporbeck

Fischer
Taschenbuch
Verlag

Überarbeitete und erweiterte Neuausgabe
Veröffentlicht im Fischer Taschenbuch Verlag GmbH,
Frankfurt am Main, März 1992

Lizenzausgabe mit freundlicher Genehmigung von
Curtis Brown Group Ltd., London
Die englische Originalausgabe erschien erstmals 1980 unter
dem Titel ›Depression after Childbirth‹

Umschlaggestaltung: Buchholz/Hinsch/Hensinger
Umschlagabbildung: TSW/A. Cox
Printed in Germany
ISBN 3-596-10955-8

Inhalt

Zum Geleit

Ich bin eine der vielen Frauen, die an postnataler Depression gelitten haben. So weiß ich aus eigener Erfahrung, wie wenig man selbst und die eigene Familie auf diese Krankheit gefaßt ist. Nie werde ich vergessen, wie einsam ich mich inmitten all der anderen glücklichen, tüchtigen jungen Mütter gefühlt habe, die, wie mir damals schien, ganz mühelos mit Haus, Arbeit, neugeborenen Babies und sich selbst fertig wurden.

Ebenso weiß ich aus eigener Erfahrung, wie demütigend das Eingeständnis ist, daß man eine – wenn auch nur kurze – seelische Krise erlitten hat. Psychische Krankheit ist ein Tabuthema geworden. Als einige meiner Kollegen und Kolleginnen eine Sendung über die Depression nach der Geburt vorbereiteten, konnten sie keine einzige, im öffentlichen Leben stehende Frau auftreiben, die zugeben mochte, daß auch sie die postnatale Depression nicht verschont hatte. Aber nach dieser Sendung im BBC-Fernsehen kamen Hunderte Briefe von Frauen mit Depressionserfahrung. Das stets wiederkehrende Thema in allen diesen Briefen war: Jede hatte gedacht, sie stehe damit ganz allein da.

Als ich mich an diesem Programm beteiligte, tat ich es zusammen mit Mary Whitlock, die jetzt die »Meet-a-Mum Association postnataler Selbsthilfegruppe«* leitet, und mit Dr. Katharina Dalton. Über die rein medizinischen Aspekte von Frau Daltons Behandlung der postnatalen Depression steht mir absolut kein Urteil zu, denn ich bin keine Ärztin. Wohl aber kann ich sagen, daß es ungeheuer beeindruckend war, ihre Bekanntschaft zu machen: Diese Frau kennt sich in allem aus, was mit Depression zusammenhängt, jenem Leiden, bei dem man sich physisch krank fühlt und das doch so oft als »Frauenwehwehchen« abgetan wird.

Die enorm tröstliche Zuversicht, mit der mich ihre Persönlichkeit damals erfüllt hat, spürte ich wieder nach der Lektüre ihres Buches. Hier spricht eine Expertin, die genau weiß, wie einem unter der Last einer Depression zumute ist und wie man die Krankheit mit Erfolg behandeln kann. Der dümmste Kommentar zum Thema Depression, den ich jemals gehört habe, lautete: Wer darüber nachliest, kriegt sie. Das Gegenteil trifft zu! Was in diesem Buch über postnatale Depression steht, wird Familien

* Die »Meet-a-Mum Association« ist eine praxisorientierte Organisation, die es speziell in Großbritannien als ihre Aufgabe ansieht, Müttern zu helfen, die nach der Entbindung an einer depressiven Krankheit leiden (vgl. S. 135). Eine vergleichbare Einrichtung gibt es im deutschen Sprachraum derzeit nicht (Anm. d. Red.).

Trost bringen, die sich als Betroffene wahrscheinlich sehr isoliert und der Verzweiflung nahe fühlen. Uns, die wir unter postnataler Depression gelitten haben, hilft dieses Buch, unsere Erfahrung zu bekennen, und hoffentlich bewirkt es bei denen, die es an Verständnis für das Leiden bislang haben fehlen lassen, einen Sinneswandel. Denn schließlich handelt es sich um eine Krankheit, die ernst genommen werden muß. Schon jetzt sind Tausende Frauen Katharina Dalton für ihre Arbeit zu Dank verpflichtet. Nach dem Erscheinen dieses Buches werden es bald Tausende mehr sein.

Esther Rantzen

Vorwort zur zweiten Auflage

Die Notwendigkeit einer nahezu kompletten Überarbeitung dieses Buches, acht Jahre nach dessen Erstveröffentlichung, ist ein Beweis dafür, wie rasch sich unsere Kenntnisse über die postnatale Depression fortentwickelt haben. Das betrifft speziell die Anerkennung der Funktion der Progesteronrezeptoren im limbischen Mittelhirn und den nachweislich erfolgreichen Einsatz von Progesteron zur Rückfall-Vorbeugung. Eine Rolle gespielt hat hier ferner, daß sich die Medien verstärkt für dieses Thema interessieren, wozu Esther Rantzen in großem Maße beigetragen hat. Heute stellt sich uns ein verändertes Bild dar: Psychische Erkrankungen sind nicht mehr länger ein Tabuthema, so wie es von Esther Rantzen im Vorwort dargestellt wurde. Das öffentliche Bewußtsein für dieses Problem wächst, und fast täglich bringen die Medien Meldungen zu diesem Thema. Das fängt bei Artikeln auf der Ratgeberseite an, in denen zu lesen ist, wie und wo Hilfe und weitere Informationen zu erhalten sind, und reicht bis hin zu Meldungen über die neuesten Tragödien, die durch eine postnatale Depression ausgelöst wurden.
Sämtliche Kapitel mit Ausnahme von »Nancys Bericht« (Kapitel 7) wurden sorgfältig überarbeitet und ergänzt. Die in »Das Auf und Ab im Hormonhaushalt« (Kapitel 12) vorgenommenen Änderungen lassen die zunehmende Anerkennung des endokrinen Elements bei der postnatalen Depression erkennen, der in dem neuen Kapitel (14) »Wie der postnatalen Depression vorgebeugt werden kann« Rechnung getragen wird. Das zweite neue Kapitel (17) »Die postnatale Depression findet Eingang in die Rechtsprechung« wurde mit der Absicht hinzugefügt, den Leser auf die schrecklichen Folgen unbehandelter und schwerer Fälle aufmerksam zu machen.
Meinen Dank aussprechen möchte ich dem Team der Oxford University Press für ihre Bereitschaft zu dieser umfangreichen Neubearbeitung, aber auch den zahlreichen Allgemeinärzten und Geburtshelfern, dank deren Mitarbeit es möglich wurde, die Rezidivrate der postnatalen Depression unter die 10-Prozent-Marke zu senken. Meine Hochachtung gilt den zahllosen Frauen, die unter dieser Krankheit leiden, ihren Familien und Freunden, die mir in vertraulichen Gesprächen die schier unendlichen Darstellungsformen der Erkrankung so anschaulich beschrieben haben. Erst dadurch war es mir möglich, die Krankheit in ihrer gesamten Komplexität zu verstehen.
Großen Dank schulde ich meiner Tochter Wendy Holton für ihre organi-

satorischen Fähigkeiten, die meiner Arbeit und meinem Team zugute kamen und ohne die ich außer Stande gewesen wäre, diese Arbeit in zeitlichem Einklang mit dem täglichen Praxisalltag oder meinen Vortragsterminen durchzuführen. Meinen Dank aussprechen möchte ich ferner Margaret Horne, die die zahlreichen Pressemeldungen gesammelt und zusammengestellt hat, Christine Fry, die die statistischen Daten herausgezogen und die Entwicklung jener weiterverfolgt hat, die eine Progesteron-Prophylaxe wünschten, und schließlich auch David, Jennie und Sara Holton sowie Amanda Burcher für ihre Hilfe bei der Erstellung des Index. Den meisten Dank jedoch schulde ich meinem Mann, Rev. Tom Dalton, dafür, daß er sich die Zeit genommen hat, die Änderungen mit mir durchzusprechen und dann Stunde um Stunde gewissenhaft den Originaltext durchzugehen, um sicherzustellen, daß die Änderungen sich logisch in den Text einfügen und nichts an ihrer ursprünglichen Lesbarkeit einbüßen.

Katharina Dalton 7. Juli 1979, neubearbeitet 1984 und 1988

1 Einleitung

An jedes der künftigen Großelternpaare in Adelaide ging aus London per Post ein einzelnes Kinderschühchen mit dem mysteriösen Begleittext »Fangt an zu stricken« ab.

»Test positiv – Champagner um acht« lautete die Botschaft, die einen gutsituierten leitenden Angestellten davon unterrichtete, daß er Großvaterfreuden entgegenblickte.

So teilten zwei hochbeglückte junge Ehepaare mit, daß ihr so sehnlich gewünschtes Baby tatsächlich unterwegs war. Wenn sich die erste Aufregung ob der Schwangerschaft gelegt hat, folgen ein paar Wochen des Pläneschmiedens für die Zukunft. Die Wahl des Arztes, des Entbindungsorts, Wohnungsfragen, berufliche Verpflichtungen, Urlaubsplanung – das alles will geregelt sein. Andere Gedanken kreisen direkter um das Baby selbst: Soll es gestillt oder mit der Flasche aufgezogen werden? Wie früh soll es in eine Spielgruppe oder in den Kindergarten? Doch eine bestimmte Möglichkeit bleibt unberücksichtigt. Keine Frau überlegt sich, daß jede zehnte Mutter später eine postnatale Depression bekommt und daß sie zu diesen Müttern gehören könnte. Die unerwartete Schwermut, in die eine junge Mutter versinken kann und die vielleicht ihre ganze Persönlichkeit verändert, läßt zahllose Ehemänner kopfschüttelnd ausrufen: »Seit der Geburt unseres Kindes ist meine Frau nicht mehr wiederzuerkennen!« Doch wie gesagt, in der frohen Zeit der Erwartung denken die wenigsten jungen Eheleute daran.

Und wer wollte es ihnen verargen? Sich während der Schwangerschaft auch noch wegen dieser 1 : 10-Chance den Kopf zerbrechen – wozu sollte das gut sein? So schwere Fälle wie einige von denen, die wir im folgenden erörtern werden, sind nicht häufig. Zudem kann gegen postnatale Depression, sobald sie diagnostiziert ist, eine Menge unternommen werden. Je eher sie erkannt wird, desto leichter ist sie zu behandeln. Das ist einer der Gründe, weshalb ich dieses Buch geschrieben habe. Es wird viel zuviel geschwiegen über postnatale Depression, und viel zu viele tun sie als schwache Seite des schwachen Geschlechts ab, als weibliche Phantasterei. Da es sich anscheinend um ein unerklärliches Problem handelt, das offenbar nur wenige Menschen verstehen, hält man es für klüger, es unter den Teppich zu kehren. Postnatale Depression kommt ohne Vorwarnung, verursacht Schuldgefühle, seelische Not und Hilflosigkeit, und zwar gerade dann, wenn die jungen Eltern von Herzen glücklich sein sollten.

Die postnatale Depression kennt keine sozialen Unterschiede. Sie ereilt Angehörige des hohen wie des niederen Adels, Film- und Fernseh-Berühmtheiten, Sekretärinnen, Fabrikarbeiterinnen und Verkäuferinnen, Frauen, die in eigenen Wohnungen oder Häusern leben, und Hausbesetzerinnen, arm und reich. Daß Königin Victoria sie hatte, ist ein schwacher Trost. Das Leiden erscheint bei Frauen, die endlich, nachdem sie jahrelang in Kliniken und Beratungsstellen Hilfe gegen Unfruchtbarkeit gesucht und unermüdlich jeden Morgen Temperatur gemessen hatten, das langersehnte Kind bekommen haben, sowie bei Frauen, für die die Schwangerschaft eine mißliche Störung ihres wohlgeordneten Lebens war. In postnatale Depression geraten Mütter, die regelmäßig Schwangerenvorbereitungskurse besucht und Entspannungstechniken erlernt haben, und Mütter, die während der Schwangerschaft keinerlei medizinischen Beistand in Anspruch nahmen. Gefeit gegen postnatale Depression sind weder Mütter in völlig gesunden Familien, in denen es bislang noch nie eine psychiatrische Erkrankung gegeben hat, noch die wenigen Frauen, die ein totes Kind zur Welt bringen, noch die vielen, deren Neugeborenes gesund und munter ist. Leider ist es ziemlich leicht, die postnatale Depression zu verkennen, in ihr nicht die Krankheit zu sehen, sondern einen Persönlichkeitsdefekt, der sich besonders in Schlampigkeit, Faulheit, Selbstsucht und Undankbarkeit äußert.
Unter postnataler Depression ist eine ganze Reihe von Leiden zu verstehen, die nach der Geburt des Kindes beginnen und die von Traurigkeit bis zu Zuständen reichen, in denen die Depressive Selbstmord verübt. Diese Leiden werden nicht unbedingt gleich nach der Entbindung manifest, sondern manchmal erst Wochen, ja Monate später. Sie verändern Verhalten, Persönlichkeit und Lebensauffassung der Mutter. Es lassen sich vier Gruppen unterscheiden: ein allgemeines Stimmungstief nach der Entbindung, postnatale Erschöpfung, postnatale Depression und Wochenbettpsychose (Puerperalpsychose). Wichtig ist: Diese vier Gruppen können unmerklich ineinander übergehen. Unter dem allgemeinen Stimmungstief leiden ca. fünfzig Prozent aller Frauen nach der Entbindung; es führt zu unerwarteten Tränenausbrüchen und Stimmungsschwankungen. Postnatale Erschöpfung ist ein sich selbst begrenzender Zustand der Müdigkeit und kann die ersten Lebensmonate des Babys beeinträchtigen. Postnatale Depression macht jeder zehnten Frau nach der Entbindung zu schaffen; sie zeigt sich in Niedergeschlagenheit, Erschöpfung, Reizbarkeit und körperlichen Symptomen, die im ersten Jahr nach der Geburt des Kindes praktisch jederzeit entstehen können. Bei manchen Müttern verschwindet die postnatale Depression von selbst und ist nach ein paar Wochen oder Monaten vergessen. Bei anderen dagegen kann sich die Veränderung der Persönlichkeit und des Lebensstils zwanzig Jahre und

länger erhalten und allmählich in das prämenstruelle Syndrom übergehen. Wenn eine Frau offensichtlich psychisch krank ist und Symptome wie Wahnvorstellungen und Halluzinationen präsentiert, sich selbst das Leben zu nehmen oder dem Baby Verletzungen zuzufügen droht und zu ihrem eigenen Schutz dringend der Krankenhausunterbringung bedarf, spricht man von einer »Wochenbettpsychose«. Diese Krankheit ist zum Glück selten und befällt nur eine von fünfhundert Frauen. Nancys Bericht (Kapitel 7) veranschaulicht, was sich in einem so vom Wahn zerrissenen Geist und Gemüt abspielt. Postnatale Depression reicht also vom vorübergehenden Stimmungstief bis zur schwärzesten aller schwarzen Depressionen, wiewohl alle Formen in Presseartikeln oft pauschal und beschönigend als »nervöse Erschöpfung«, »Neurasthenie« oder schlicht »Zusammenbruch« bezeichnet und in einen Topf geworfen werden.

Unlängst löste in England eine Fernsehsendung mit dem Thema »Vom Stimmungstief zum Zusammenbruch« eine Flut von Briefen aus, in denen Leidende ihre persönlichen Erfahrungen schilderten. Die Briefschreiberinnen bekundeten, sie seien richtig erleichtert, weil die Sache endlich einmal öffentlich zur Diskussion gestellt worden war, und äußerten die Hoffnung, für ihre persönlichen Probleme und ihr verändertes Verhalten bei ihren Männern und Verwandten künftig mehr Verständnis zu finden. Anna, nach eigenen Angaben eine seit langem leidende, überlastete Hausfrau, schrieb:

»Nach meiner Überzeugung brauchen viele von uns Hilfe. Ich habe das Gefühl, daß mich diese nicht erkannten und nicht behandelten Symptome schon eine Ewigkeit quälen. Anderen ist das so schwer zu erklären – niemand versteht es wirklich. Es ist ein sehr schlimmes Problem, das von jedermann mehr Verständnis verlangt. Bitte bringen Sie das allen bei!«

Brenda, eine Sozialarbeiterin, gab zu bedenken:

»Wie viele Frauen werden denn schon vorher darauf aufmerksam gemacht, daß auch sie in den ersten Wochen nach der Ankunft des Babys in diese Seelennöte geraten können? Und die Frauen, die während der Schwangerschaft richtig aufblühen und trotz zunehmender Unförmigkeit vor Gesundheit und Lebensfreude strotzen – wie viele von ihnen halten sich später glatt für Ungeheuer, wenn sie sich angesichts ihres vollkommenen Söhnchens nicht freuen können, sondern hilflos und stumm leidend in Depressionen versinken!«

Andere Zuschriften unterstrichen den Ernst des Problems:

»Ich neige zu einem schwierigen Schwangerschaftsverlauf und zu komplizierten Wehen, doch das würde mich nicht vom Kinderkriegen abhalten. Aber seit meiner Depression nach dieser Schwangerschaft ängstigt mich das Gefühl, daß ich allein schon deswegen kein Kind mehr werde haben können. Ich wünsche mir so sehr meine frühere Persönlichkeit, meine frühere Energie und meinen früheren Geschlechtstrieb zurück. Ich möchte all das hinter mir lassen.«

Es schrieben auch völlig verzweifelte Frauen. Ein Beispiel:

»Wirklich, ich benötige Hilfe. Ich kann nicht den Rest meines Lebens als Seelenkrüppel verbringen. Mein Problem ist so schwer, daß es mir ein normales Leben unmöglich macht. Viel fehlt nicht mehr, dann bin ich fertig, am Ende.«

Die meisten Frauen mit postnataler Depression erkennen gar nicht, daß sie krank sind. Sie glauben, sie hätten sich infolge äußerster Erschöpfung und Reizbarkeit einfach in eine schlechtere Art zu leben verrannt, d. h. eine betrübliche Charakterveränderung erlitten. Nur allzu leicht läßt sich ihr Zustand ja auf die Mehrarbeit und auf die Belastung durch das neue Baby schieben. Doch sobald die postnatale Depression als eine spezifische, von der typischen Depression unterschiedene Krankheit erkannt ist, ändert sich die Perspektive; denn nun ist eine spezifische, individuell abgestimmte Behandlung erforderlich. Tranquilizer verschreiben reicht nicht mehr aus. Wenn der Zustand nach exakter Diagnose entsprechend behandelt wird, kann der Ehemann bald sagen: »Jetzt ist sie wieder die Frau, die ich geheiratet habe.«

Eine Ärztin erläuterte, wie sich aufgrund ihrer Depression nach der Entbindung ihre »Wir-und-die-anderen«-Einstellung zur Medizin gewandelt hatte. Vorher verstand sie unter »wir« die Selbstbeherrschten, die sich nicht gehen lassen, die ihre Stimmungen, ihre Tränen im Zaum halten und für ihre gesunden Kinder unendlich dankbar sind. Danach kam sie zu der Überzeugung: Frauen mit postnataler Depression sind wirklich krank, nicht etwa undankbar, ohne Selbstkontrolle und charakterschwach; es hilft ihnen nicht, wenn man ihnen sagt, sie sollten »sich zusammenreißen«.

Wir können aber nicht warten, bis alle Mediziner durch einschlägiges persönliches Schicksal zu diesem Sinneswandel gekommen sind. Das Unverständnis der Ärzteschaft ist begreiflich, denn postnatale Depression fällt zwischen zwei Bereiche, nämlich Geburtshilfe und Psychiatrie, und gehört doch zu keinem davon richtig. Gesehen und gewürdigt wird sie am ehesten in der Allgemeinpraxis. In dem *Comprehensive Textbook of Psychiatry* von A. M. Freedman und H. Kaplan sind von 1620 Seiten ganze zwei der postnatalen Depression gewidmet. Angehende Fachärzte für Geburtshilfe werden *Integrated Obstetrics and Gynaecology for Postgraduates*, herausgegeben von Professor C. J. Dewhurst, als ihre Bibel und sicheren Leitfaden für die Examina betrachten – und erfahren doch nur auf einer einzigen Seite etwas über unser Thema. Dabei weist der Herausgeber den Leser sogar noch extra darauf hin: »Psychische Störungen im Wochenbett sind ein Gegenstand, der nicht leicht in seiner ganzen Kompliziertheit zu erfassen ist.«

Der Geburtshelfer ist für die Betreuung der Patienten vor der Entbindung und während ihres anschließenden, kurzen Klinikaufenthalts verantwortlich. Aber wenn das Verhalten der Patientin in den ersten Tagen nach der Entbindung auf der Station seltsam oder gestört erscheint, wird oft zu frühzeitiger Entlassung geraten, weil man hofft, sie werde sich in ihrer häuslichen Umgebung rasch erholen. Nehmen ihre Verhaltensstörungen daheim weiter zu, so ist nunmehr der praktische Arzt zuständig, der einen Psychiater einschalten kann, wenn er es für notwendig hält.

Bei den vorher aufgetretenen und milderen Fällen von postnataler Depression wird der praktische Arzt selbst mit einer Therapie beginnen und einen Psychiater erst dann hinzuziehen, wenn die Behandlung erfolglos bleibt oder der Zustand der Patientin sich verschlimmert. Folglich bekommt der Psychiater in der Regel nur solche Patientinnen zu sehen, deren Zustand sich binnen weniger Tage nach der Entbindung wesentlich verschlechtert hat, sowie solche, die schon seit längerer Zeit krank sind und monate- oder gar jahrelang in ambulanter Behandlung am Ort waren.

Nun ist der praktische Arzt aber der einzige, der Gelegenheit hat, zu beobachten und zu würdigen, wie sich eine postnatale Depression allmählich in das prämenstruelle Syndrom verwandelt. Deshalb muß er diese Möglichkeit stets bedenken und genau darauf achten, was die Patientin ihm zu sagen versucht. Allerdings soll die Patientin ihrerseits dafür Sorge tragen, daß sie einen präzise geführten Menstruationskalender vorlegen kann, der zuverlässig über den zeitlichen Zusammenhang ihrer Symptome mit der Menstruation informiert.

In vielen Briefen wird darüber geklagt, daß es schwierig sei, den Arzt um Hilfe anzugehen. Carol, Mutter zweier Kinder in Yorkshire, schrieb:

»Ich kriege immer dieselbe Antwort: Das ist nun mal so – Sie müssen eben damit leben – daran stirbt man nicht. Ein Arzt hat bei mir sogar auf was Psychosomatisches getippt. Nachdem ich schließlich kapiert hatte, was das heißt, habe ich mich wahnsinnig aufgeregt und fand es empörend, daß da wirklich einer glaubte, man bilde sich so eine qualvolle Krankheit bloß ein! Die sind einfach nicht darauf programmiert, in einer Frau ein natürliches menschliches Wesen zu sehen.«

Ein Ehemann beschrieb ausführlich die Leiden seiner Frau und schloß:

»Was die Sache mit Diane noch schlimmer macht: Obwohl ihre beiden Eltern Ärzte sind, hat sie anscheinend eine Furcht oder krankhafte Angst davor, zu Ärzten oder ins Krankenhaus zu gehen. Bei bestimmten Gelegenheiten flehte sie mich an, ich dürfe nicht zulassen, daß man sie ›wegbringt‹. Fast scheint sie zu glauben, daß sie keine normale Kontrolle mehr über sich hat.«

Kontinuierliche Schwangerenbetreuung gilt als bewährte allgemeine Praxis. Sie bedeutet monatliche Untersuchungen in den Anfangsmonaten der Schwangerschaft und wöchentliche Besuche in den letzten Monaten, damit die normale und gefahrlose Entbindung von einem gesunden Baby gesichert ist. Damit verglichen bleibt die postnatale Betreuung sehr an der Oberfläche, da auf das psychische Befinden der Mutter kaum geachtet, geschweige denn eingegangen wird, abgesehen von einem flüchtigen Schulterklopfen und der Versicherung, alles sei bald ausgestanden. Hieraus spricht die Einstellung: Vor allem kommt es auf die Geburt eines gesunden Babys an; wenn das geschafft ist, reicht eine Untersuchung nach sechs Wochen. Andererseits wird mittlerweile durchaus gewürdigt, daß die postnatale Depression als die häufigste und schwerste Komplikation in den ersten sechs Monaten nach der Entbindung gelten muß, und deshalb ist es um so unverständlicher, daß noch niemand die Notwendigkeit einer längeren postnatalen Betreuung mit mindestens einer zusätzlichen Untersuchung nach drei bis sechs Monaten erkannt hat. Diese Maßnahme sollte psychologisch orientiert sein und darauf abzielen, den zehn Prozent Frauen mit postnataler Depression eine Diagnose zu stellen, bevor das Leiden chronisch wird und im Leben der Patientin, in ihrer Ehe und ihrer Familie zu viel Schaden anrichtet. Postnatale Depression ist die hauptsächliche Komplikation des Wochenbetts, doch liegt sie nicht unbedingt gerade zum Zeitpunkt der Untersuchung in der sechsten Woche vor.

Von den Auswirkungen der Krankheit ist in erster Linie der Ehemann betroffen, der sowieso schon für die Familie sorgt und den Haushalt führt und sich nun auch um das neue Baby kümmern muß. Diese Belastungen gefährden nicht selten seine Arbeitsfähigkeit und damit seine Verdienstmöglichkeiten. Des weiteren wird jedes Kind in der Familie einschließlich des Neuankömmlings in Mitleidenschaft gezogen, denn ihnen fehlt unter diesen Umständen das harmonische Zuhause. Überdies zerbricht an dem Persönlichkeitswandel der Frau nur allzuoft die Beziehung zu einer Schwiegermutter, die den schlimmen Zustand einfach nicht versteht.

Ärzte und Öffentlichkeit nehmen von der postnatalen Depression nur zögernd Notiz. Dabei ist sie im britischen Recht seit 1939 unter dem »Infanticide Act« anerkannt, wo es heißt, daß eine Mutter in den ersten zwölf Monaten nach der Entbindung des Mordes am eigenen Kinde deshalb nicht schuldig gesprochen werden kann, weil ihr geistig-seelisches Gleichgewicht dadurch gestört ist, daß sie sich von den Folgen des Gebärens noch nicht völlig erholt hat. Allerdings kann sie wegen des minder schweren Delikts des Totschlags des eigenen Kindes (infanticide) belangt und verurteilt werden. Jedoch kommt Kindestötung sehr selten vor. 1983 wurde sie nur neun Frauen zur Last gelegt.

Die Vernachlässigung der postnatalen Depression könnte historische Ursachen haben. Jahrhundertelang war Kinderkriegen mit einer hohen Sterblichkeit vor allem wegen Kindbettfieber oder Blutvergiftung nach der Entbindung verbunden. In den offenen Gebärmutterbereich, den Ort, wo sich während der Schwangerschaft die Plazenta befindet, können leicht Keime dringen. Da die Infektionsresistenz in der Gebärmutter nach der Entbindung vermindert ist, gelangen Bakterien rasch in die Bauchhöhle und verursachen die gefürchtete Bauchfellentzündung mit Todesfolge. Zu den frühen Anzeichen von Kindbettfieber gehören Verwirrtheit, Wahnvorstellungen und Halluzinationen bei steigendem Fieber; wenn keine sachgemäße Behandlung erfolgte, war binnen der nächsten zwei Tage mit dem Ableben der Patientin zu rechnen. Dr. Ignaz (Ignác) Semmelweis (1818–1865) hat als erster darauf hingewiesen, wie wichtig das Händewaschen im Anschluß an Verrichtungen im Sektionssaal und vor der Entbindung ist. In der damaligen Zeit übten Medizinstudenten das Entbinden im Sektionssaal an den Leichen von Frauen, die bei der Entbindung gestorben waren. Semmelweis' warnende Stimme wurde in Budapest ebensowenig gehört wie später in Wien, bis Prof. Joseph Lister am Royal Infirmary in Glasgow bewies, daß man in der Wundchirurgie Keime durch antiseptische Mittel wie zum Beispiel Karbolsäure abtöten kann. Eine weitere dramatische Senkung der Sterblichkeit ermöglichten Prof. Fleming, der das Penicillin entdeckte, und Prof. Florey, der dessen therapeutische Verwendbarkeit erforschte. Seitdem sind noch viele weitere hilfreiche Antibiotika gefunden worden. Obwohl Todesfälle an Kindbettfieber heute nur noch selten vorkommen, ist es als Infektionskrankheit anzeigepflichtig. In England und Wales muß es dem Department of Health and Social Security gemeldet werden, wenn bei der Mutter in den ersten vierzehn Tagen nach der Geburt ihres Kindes eine Temperaturerhöhung auf 38 °C oder darüber (Fieber) festgestellt wird. Durch den starken Rückgang des Kindbettfiebers in seinen schweren Formen sind die Probleme der postnatalen Depression zutage getreten.

Tagtäglich lesen wir in den Medien erschütternde Meldungen über unnatürliche oder gewaltsame Todesfälle, die im Zusammenhang mit einer postnatalen Depression stehen. Zu den Beispielen aus der jüngsten Vergangenheit zählen Schlagzeilen wie die folgenden:

»Mutter erhängte sich«
»Mutter, die ihre Zwillige erstach, wieder auf freiem Fuß«
»Mutter ertränkt ihr Baby«
»Frau mit PND vom Zug überrollt«
»Milde für Mutter, die ihre drei Töchter zu ertränken versuchte«
»Mutter warf Baby aus Fenster«
»Mutter erfroren aufgefunden«

»Postnatale Melancholie löst Amoklauf mit Hammer aus«
»Mutter von vier Kindern nimmt Überdosis«
»Junge Mutter springt in den Tod«
»Mutter tötet ihre drei Kinder«
»Frau ersticht Ehemann«
»Mutter wählt Flammen-Freitod«

Dies alles sind Beispiele für eine schwere postnatale Depression, die im Bekannten- und Verwandtenkreis der jungen Mutter nicht erkannt wurde.

Als eine bekannte Schauspielerin kurz nach der Geburt ihres Kindes Selbstmord beging, erklärte ihr Ehemann, daß er nie zuvor etwas von postnataler Depression gehört und es ganz gewiß nicht für möglich gehalten habe, sie könne derart schwerwiegende Folgen haben. Doch in allen Fällen gab es Frühwarnsignale: Die junge Mutter war verändert, sie war ungewohnt reizbar, lachte nicht mehr oder hatte ihre sprudelnde Vitalität verloren. Solche Symptome werden nur allzu leicht dem durch das schreiende Neugeborene verursachten Schlafmangel zugeschrieben. Wir dürfen jedoch nie die Möglichkeit außer acht lassen, daß es sich in Wirklichkeit um eine postnatale Depression handeln könnte. Unser aller Pflicht ist es, auf mögliche psychische Störungen der jungen Mutter zu achten. Diese nämlich könnten sie – ist sie am Ende ihrer Kräfte angelangt – zu völlig irrationalen Handlungen verleiten. Die Ehemänner müssen in den Geburtsvorbereitungskursen auf die Möglichkeit einer postnatalen Depression vorbereitet werden, damit sie wissen, daß geholfen werden kann und sie im Falle eines Falles Hilfe anfordern. Damit sich diese menschlichen Tragödien nicht mehr wiederholen, muß die Öffentlichkeit besser aufgeklärt werden.

2 Das allgemeine Stimmungstief nach der Entbindung

Eileen, eine Telefonistin, sorgte mit ihrem ansteckenden Lachen im Büro immer für gute Stimmung. Kein Wunder also, daß man sie zu Beginn ihres Mutterschaftsurlaubs mit Geschenken für das erwartete Baby überschüttete. Planmäßig und umsichtig bereitete sie sich auf den größten Tag ihres Lebens vor. Die Geburt des blauäugigen Adrian mit seinem schwarzen Haarschopf erlebte auch Ehemann Bill, seines Zeichens Rundfunkmechaniker, als stolzer Vater des Kindes mit. Normalerweise konnte Bill kein Blut sehen, aber diesmal war es anders. Während der ersten Stunde nach der Entbindung küßten und umarmten Eileen und Bill sich unentwegt und beglückwünschten sich zu ihrem so wohlgelungenen, drei Kilo schweren Stammhalter. Am darauffolgenden Abend schrieben sie in der Besuchszeit die Geburtsanzeigen, aus denen ihre große Freude sprach, und waren immer noch ein Herz und eine Seele. Aber als Bill am dritten Abend mit einem Strauß roter Rosen aus ihrem Garten erschien, fand er Eileen verändert vor. Kein Lächeln mehr, statt dessen lösten Tränen die sorgfältig aufgetragene Wimperntusche auf. Angesichts der Blumen fing Eileen an zu weinen. Als sie sich gefangen hatte, zeigte Bill ihr stolz seinen Anstellungsvertrag für einen neuen Job. Wieder mußte Eileen fünf Minuten lang weinen. Dann nörgelte sie über das Essen, das Pflegepersonal, die anderen Patientinnen, den Postboten, ja sogar über den kleinen Zeitungsjungen, der zu früh gekommen war. Liebevoll und solidarisch mit ihr hörte Bill sich alles an, sprach ihr Mut zu, zeigte Mitgefühl und half ihr über die Trivialitäten des Tages hinweg. Nach zwei Tagen war Eileen wieder sie selbst, brach nicht mehr in Tränen aus und konnte am achten Tag zum neuen Start ins Leben nach Hause entlassen werden.

Diese Geschichte ist weder ungewöhnlich noch befremdlich. Eileen erging es wie der Hälfte der anderen Frauen aus ihrer Station – sie litt am sogenannten Mutterschafts-Stimmungstief, der vorübergehenden emotionalen Erregung, die sich in den ersten Tagen nach der Niederkunft einstellt. Man spricht auch von »Baby«-, »Geburts«-, »Wochenbett«- oder »postnatalem« sowie im Rückblick auf den Tag des Einsetzens auch von »Drei-«, »Vier-« oder »Fünf-Tage«-Stimmungstief. Die gleichfalls gebrauchte Bezeichnung »Zehntageflennen« bezieht sich auf die normale Dauer. Im 19. Jahrhundert hieß die Erscheinung »Milchfieber«, weil sie zur Zeit des Einschießens der Milch beobachtet wurde.

Das charakteristische Symptom dieses Zustandes ist das Weinen und Schluchzen der Wöchnerin, wenn sie doch eigentlich glücklich lächeln sollte, oder ein plötzlicher Tränenstrom, der vielleicht schon nach fünf Minuten versiegt, vielleicht aber erst nach Stunden. Manchmal unterdrückt sie die Tränen und »schnieft« nur hörbar. Da sie sich ihres Weinens stets schämt, entschuldigt sie sich später verlegen, wenn ihr in aller Öffentlichkeit die Tränen über die Wangen gelaufen sind. Ein witziger Ehemann hat den Vorschlag gemacht, man sollte amtlicherseits als Sozialeinrichtung sturmerprobte Schultern zur Verfügung stellen, an denen sich die Heimgesuchte ausheulen kann. Aber außer Tränen gibt es noch rapide Stimmungswechsel vom herzlichen Lachen zu hemmungslosem Schluchzen.

Unter der Leitung von Dr. Irvin D. Yalom hat ein Team aus vier Psychiatern von der Stanford Medical School eine Gruppe von 39 Frauen vor der Entbindung sowie in den Tagen danach beobachtet. Das Team registrierte in den ersten zehn Tagen nach der Entbindung bei zwei Dritteln der Frauen mehrere, mindestens fünf Minuten dauernde Wein-Episoden und bei fünf Frauen ununterbrochenes, über zwei Stunden lang anhaltendes Weinen. Die Abbildung 1 zeigt die Tage mit den Episoden sowie, daß es in den ersten acht Tagen keine großen Unterschiede und danach einen leichten Rückgang gab. Mit der Zehn-Tage-Periode während der Schwangerschaft verglichen, waren die Wein-Episoden nach der Geburt des Kindes dreimal häufiger als in der Schwangerschaft. Zudem floß während der Schwangerschaft kaum ein Tränenstrom länger als fünf Minuten.

Wie die Psychiater feststellten, weinten die Frauen genau besehen nicht aus Traurigkeit, sondern aus mancherlei anderen Gründen – zum Beispiel beim Lesen der Geburtsanzeige; über die Häßlichkeit ihres Babys; über eine sarkastische Bemerkung; über zuviel oder zuwenig Beachtung seitens der Schwestern; wenn eine Zimmergenossin das Krankenhaus verließ; wenn sie selber zu wenig Milch für das Baby hatten; aus Erleichterung, weil die Wehen vorüber waren; vielleicht auch, weil sie sich als Versager empfanden oder sich mehr zugemutet hatten, als sie verkraften konnten. Auch waren sie durchweg überempfindlich gegen kleine Zurückweisungen.

Frances, eine ehemalige Krankenschwester aus Surrey, die sich selbst als »eine durch und durch normale Mutter und Hausfrau« bezeichnete, schrieb:

»Das depremierendste am Stimmungstief im Wochenbett ist, wie man mit einem in der Klinik während dieser Verstimmung umspringt. Ich kam mir wie ein ungezogenes Kind vor, das sich schlecht benommen hat und ausgezankt oder ignoriert werden muß, bis es sich besser beträgt, und noch schlimmer war die Mischung aus Jovialität und Einschüchterung nach dem Motto ›Nun stehen wir mal brav auf und vergessen unser Wehweh-

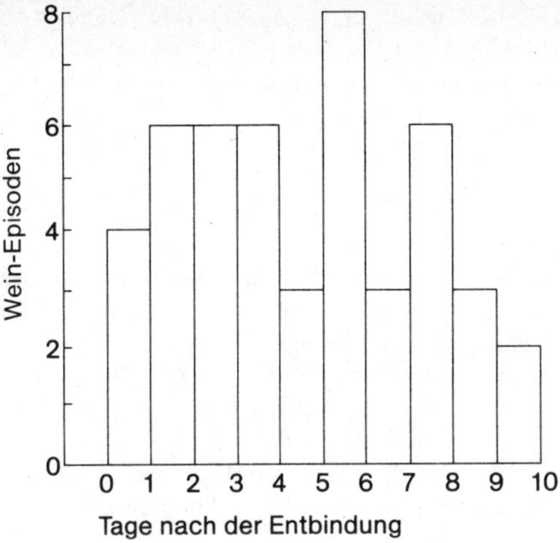

Abb. 1: Episoden mit verstärktem Weinen bei 39 Frauen nach der Entbindung

chen‹. Die Behandlung frischgebackener Mütter läßt in vielen Kliniken sowieso viel zu wünschen übrig; ich entsinne mich, daß ich solche Wöchnerinnen seinerzeit, als ich selber zum Pflegepersonal gehörte, von allen Patientinnen am wenigsten gemocht habe, weil sie nicht wirklich krank waren.«

Junge Schwestern bringt es oft in Verlegenheit, wenn Mütter, die älter sind als sie, in Tränen ausbrechen. Auf der Station gilt Weinen als ansteckend. Tatsächlich wird die Wöchnerinnenstation manchmal als »Heulstation« bezeichnet, im Gegensatz zur Schwangerenstation, wo man wohl immer froh und glücklich ist. Die Schwestern auf der Wöchnerinnenstation wissen: Wenn sie versehentlich eine Tasse oder Untertasse fallen lassen, weint ein paar Minuten danach die ganze Station. Verspätet sich ein Ehemann zur Besuchszeit auch nur um fünf Minuten, leiden dort alle anderen Mütter bereitwillig mit.

Schwierig ist es für die neue Wöchnerin auch, daß sie auf der Station nicht immer von denselben Schwestern betreut wird, die sie zuvor bei ihren häufigen Besuchen in der Klinik so gut kennengelernt hat. Mit der menschlichen Bindung aus den Monaten, in denen die glückliche werdende Mutter mit den Schwestern bei den Schwangerenuntersuchungen sorglos herumscherzte, ist es jäh vorbei, sobald sie nach der Entbindung mit ihrem Kind auf die Wöchnerinnenstation kommt. Nun soll sie, in ihrer seelischen Verfassung, neue Beziehungen zu fremden Schwestern anknüpfen, und das wirft für diese Mutter unter Umständen spezielle Probleme auf.

In diesen Tagen unmittelbar nach der Entbindung können weitere Stimmungstief-Symptome auftreten, nämlich Müdigkeit und Konzentrationsschwäche sowie eine gewisse »Begriffsstutzigkeit« zumal im Zusammenhang mit dem Baden und Füttern des Babys. Verwirrtheit, Ängstlichkeit (besonders in bezug auf das Kind) und Feindseligkeit gegen den Ehemann werden ebenfalls häufig beobachtet. Aber das alles geht vorüber und hat ein Ende, wenn der Zeitpunkt der Entlassung aus der Klinik gekommen ist oder die Hausbesuche der Hebamme aufhören.

Bei vielen Frauen, die sonst häufig über Migräne oder Asthma klagen, bleiben diese Zustände während der letzten sechs Schwangerschaftsmonate aus, doch oft stellen sie sich zwischen dem dritten und siebten Tag nach der Entbindung mit überraschender Heftigkeit wieder ein. Dr. George Stein und fünf Kollegen in London und Hamburg untersuchten einhundert Mütter während der ersten sieben Tage nach der Entbindung und stellten fest, daß 33 von ihnen über Kopfschmerzen klagten. Diese Frauen gehörten hauptsächlich zu denen, die bereits vorher unter Migräne oder dem prämenstruellen Syndrom gelitten hatten, erblich dazu veranlagt waren oder mehr als ein Kind hatten.

Manche der Mütter ängstigen sich fortwährend um ihr Baby – sein Weinen beunruhigt sie, und vielleicht gibt es Fütterungsprobleme, die sie als unverhältnismäßig schwierig empfinden. Das fleckige, rotgesichtige Neugeborene ist ganz anders als das rundliche Baby mit den rosigen Bäckchen, von dem sie geträumt haben, ganz anders auch als die Babys auf den Fotos. Vielleicht regt sich die Mutter auch darüber auf, daß Besucher sich im Übermaß für das Baby interessieren, zuviel mit ihm schäkern und kosen.

Dr. Brice Pitt vom London Hospital fiel auf, daß Psychiater an deprimierten Frauen gewöhnlich nur solche zu sehen bekommen, die akut krank sind und sofort nach der Geburt des Kindes eingeliefert werden, oder chronisch Kranke, die sie erst mehrere Monate nach der Entbindung sehen. Er befaßte sich eingehend mit einhundert, aufs Geratewohl auf den Wöchnerinnenstationen ausgewählten Frauen und befragte sie zwischen dem siebten und zehnten Tag nach der Geburt ihres Babys. Das Stimmungstief wurde diagnostiziert, wenn die Frauen seit der Entbindung weinerlich oder depressiv waren. Nach Dr. Pitts Feststellungen litten genau fünfzig Prozent der Frauen daran. Bei den meisten von ihnen war es die übliche, rasch vorübergehende triviale Störung, über die wir schon sprachen, aber bei sechs Frauen dauerte die Niedergeschlagenheit einen Monat oder länger an. Dr. Pitt führt dazu aus: »Daß Zeichen von Verwirrtheit vorhanden waren und es zugleich an einer wesensmäßigen Disposition oder besonderen psychischen Belastungen fehlte, deutet insgesamt darauf hin, daß das Syndrom organisch bedingt ist. Da kein signifikanter Zusammenhang mit Infektionen oder anderen die Entbindung betreffenden Komplikationen besteht, bleibt nur ein Faktor als der wahrscheinlichste übrig – die tiefgreifende endokrine Umstellung nach der Entbindung. Zwei Drittel dieser Fälle kamen innerhalb der ersten vier Tage nach der Entbindung vor, mit einem Häufigkeitsgipfel am dritten Tag; dies und der wahrscheinlich signifikante Zusammenhang mit Laktationsproblemen bei stillenden Frauen legen den Schluß nahe, daß die relevante Veränderung möglicherweise der plötzliche Abfall des Progesteron- und Östrogenspiegels nach der Entbindung ist.«

Die Möglichkeit, daß ein hormoneller Faktor für die postnatale Depression verantwortlich ist, wird in Kapitel 12 ausführlich erörtert.

Alle, welche die Effekte der postnatalen Depression selbst gesehen haben, sind sich darüber einig, daß werdenden Müttern und Vätern mehr Informationen gegeben werden müssen und daß die Wöchnerin in den ersten Tagen nach der Entbindung das Mitgefühl eines jeden braucht, der mit ihr in Berührung kommt. Eine Behandlung mit Tranquilizern oder Antidepressiva ist ganz gewiß nicht das richtige; angezeigt sind vielmehr Geduld und Verständnis, denn der mißliche Zustand geht ja bald vorüber. Ratschläge, wie andere hier helfen können, und eine Anleitung zum Umgang mit Müttern im Stimmungstief geben wir in Kapitel 15.

3 Fortdauernde Erschöpfung

Von der 46jährigen Mutter zweier Söhne im Teenager-Alter stammt die Bemerkung: »Die traumatische Wirkung dieses düsteren Elends und der Müdigkeit nach der Entbindung ist schlimmer als die Wehen und bleibt einem viel länger im Gedächtnis.«

Wer neue Patientinnen in Interviews über frühere Schwangerschaften und darüber befragt, ob sie in der Folgezeit unter einer Depression litten, wird oft feststellen müssen, daß sie zunächst nicht recht mit der Sprache heraus wollen und dann verlegen erklären, sie hätten sich monatelang schrecklich gefühlt und seien völlig erledigt gewesen, weil sie »die Geburt arg mitgenommen hat«. Diese postnatale Erschöpfung ist in Wirklichkeit eine milde Form der Depression. Sie kann von selbst vorübergehen und dauert nur drei bis sechs Monate, aber sie kann auch eine erkennbare Depression mit Reizbarkeit ankündigen.

Die Mutter fühlt sich ausgepumpt und physisch krank, hat keine Energie und keine Lebensfreude mehr, möchte sich am liebsten verkriechen oder bloß untätig dasitzen. Vielleicht entschuldigt sie sich bei ihrem Mann am Abend damit, ein Baby halte einen eben den ganzen Tag in Trab – dabei hat sie sich morgens, kaum daß er zur Arbeit gegangen war, gleich wieder ins Bett gelegt, das Frühstücksgeschirr erst gegen vier Uhr abgewaschen und dann den ganzen Nachmittag lethargisch im Wohnzimmer vor dem Fernseher gesessen, ohne richtig auf das Programm zu achten. Eine Mutter erklärte: »Ich kann nicht denken, kann nicht arbeiten, kann nicht lachen, kann nicht spielen und möchte den ganzen Tag bloß herumsitzen.« Eine andere Mutter schilderte diese Tage aus der Erinnerung so: »Ich weiß noch, ich habe mich so müde gefühlt, daß ich überzeugt war, ich sei richtig krank, aber laut Fieberthermometer hatte ich nur 35 oder 36 °C – leider!«

Unter Müdigkeit versteht man sowohl geistige Ermüdung als auch körperliche Erschöpfung. Sie kann gesund oder ungesund sein. Da gibt es die warme, befriedigende Müdigkeit nach einem aufreibenden Tagespensum geistiger Tätigkeit, nach der Vollendung eines komplizierten Aufsatzes, nach einer schwierigen dreistündigen Prüfung oder Untersuchung – und dieselbe befriedigende Müdigkeit, nachdem man den ganzen Tag die Wohnung tapeziert hat oder nach einer anstrengenden Runde Golf im Klub oder Jogging im Stadtpark. Diese Müdigkeit erkennen wir sofort, wenn uns das Sportprogramm im Fernsehen den Sieger zeigt, wie er das Zielband zerreißt und erschöpft zusammensinkt. Anders verhält es sich mit der ungesunden Müdigkeit, die nicht aus harter Arbeit resultiert und durch guten Nachtschlaf nicht zu vertreiben ist. Sie äußert sich als Denkfaulheit und totalem Mangel an physischer Energie, verbunden mit emotionaler Lustlosigkeit, die sich im Fehlen von Höhepunkten und Lachen, der Unfähigkeit, Freude und Glück auszudrücken, zeigt. Diese Müdigkeit kennzeichnet die postnatale Erschöpfung. Die gesunde Müdigkeit wird durch Entspannung und Ausruhen rasch überwunden, aber gegen die ungesunde Müdigkeit hilft aller Schlaf der Welt nicht.

Gail war bis zu ihrer Schwangerschaft als graduierte Laborantin tätig. Sie beschrieb die ungesunde Müdigkeit folgendermaßen:

»Ich bin den ganzen Tag todmüde. Ich fühle mich so schlapp, daß ich mir entbehrliche Kraftakte wie den Griff nach der Zeitung auf dem Fußboden erspare. Bevor ich in die Küche gehe, denke ich an die ganze Anstrengung, die das bedeutet, und zähle fast die Schritte, bis ich da bin (ich lebe in einer kleinen Wohnung mit zwei Schlafzimmern). Ich muß mich richtig zwingen. Meine Bewegungen sind allesamt nicht mehr so natürlich und mühelos wie früher. Ich mag nichts tun, will an nichts denken. Ich kann mich einfach mit nichts abgeben. Sogar das Sprechen strengt mich an, lieber brumme ich eine Antwort, das fällt mir leichter. Den ganzen Tag lang komme ich mir vor wie halb wach, halb wie im Schlaf.«

Lethargie ist ein hervorstechendes Merkmal dieser Erschöpfung. Was die Mutter vorher an Energie besaß, scheint sich im Moment der Geburt gänzlich auf das Baby übertragen zu haben; es steht ihr für die Bewältigung des Alltags nun nicht mehr zu Gebote.

In einem Brief ist die Rede von einer »Verflachung und Lustlosigkeit, die zu überwinden mächtig lange gedauert hat«. Eine Friseuse entschuldigte sich sechs Wochen nach der Geburt ihres Kindes für ihr Verhalten und erklärte:

»Ich habe alles, was das Herz begehrt – einen Super-Ehemann, ein Super-Zuhause, dazu einen Super-Sohn und eine Super-Tochter, beide von uns geplant und ersehnt. Ich möchte furchtbar gern wieder gesund werden – mich nicht mehr so müde fühlen, damit ich mich an alledem wieder freuen kann. Die Crux ist, daß ich überhaupt keine Energie mehr in mir habe.«

Hier handelt es sich um echte postnatale Erschöpfung. Es ist eine psychische und physische Erschöpfung. Für die daran leidende Frau wird alles mögliche problematisch – Wechselgeld nachzählen, die in einem Rezept genannten Zutaten verdoppeln, mit den Fahrzeiten von Zügen oder Bussen klarkommen, ein günstiges Datum für ihren freien Tag finden. Wenn sie einem älteren Kind bei den Hausaufgaben helfen soll, fällt es ihr ungemein schwer, sich zu konzentrieren und beispielsweise richtig zu addieren. Sie fühlt sich allgemein unzulänglich.

Gute Geschäfte mit dieser postnatalen Erschöpfung machen Apotheken und Biokostläden durch den Verkauf von Eisen- und Vitamintabletten sowie von allerlei Naturheilmitteln, die angeblich garantiert gegen Erschöpfung helfen. Aber da die postnatale Erschöpfung Ausdruck von Stoffwechselstörungen ist, bleiben diese Mittelchen meist wirkungslos.
Immer wieder hört man von Müttern, die unter Erschöpfungszuständen nach der Geburt leiden: »Ich bring's nicht, ich pack's nicht.« Das ist auch der Tenor von Helens Brief:
»Ich schaffe nicht mal so etwas Normales wie kochen, das Kind wickeln, aufwaschen, Essen fertig machen. Das sind riesengroße Aufgaben für mich. All das bringt mich aus der Fassung. Früher kriegten meine Töchterchen jeden Tag saubere Sachen zum Anziehen für die Schule, jetzt müssen sie sehen, wie sie zurechtkommen. Ich kann mich mit nichts abgeben. Kochen und auch noch bügeln – das bringe ich nicht, da muß mein Mann am Wochenende einspringen, ich wurstle mich von Tag zu Tag durch, so gut ich kann.«
Dieses Kapitulieren vor den Forderungen des Alltags ist Teil der Krankheit und hängt nicht mit den früheren Erfahrungen oder dem früheren Leistungsvermögen der betreffenden Frau zusammen. Man hört das »Ich pack's nicht mehr« ebenso von Frauen, die normalerweise sehr tüchtig sind und gut organisieren können, wie von Frauen, bei denen schon immer alles drunter und drüber ging. Eine Oberschwester, die in einem Provinzkrankenhaus mit lebhaftem Betrieb eine Frühgeborenenstation leitete, war vier Jahre lang erfolgreich in der Pflege der allerkleinsten Babys tätig, aber mit ihrem eigenen, gesunden Kind kam sie dann nicht zurecht. Ähnliches war von der ansonsten tatkräftigen, extrovertierten Leiterin eines Kindergartens zu hören, die fünfzig Kinder unter fünf Jahren gut im Griff hatte und es trotzdem schwierig fand, ihr einziges Kind richtig zu betreuen.
Helen machte sich unter anderem Vorwürfe, weil ihr Mann für die Töchter die Sachen bügeln mußte und sie in ihrer von ihr selbst verabscheuten Energielosigkeit außerstande war, die Mädchen jeden Tag mit sauberer Schulkleidung zu versorgen. Aber bald kümmert sich die Mutter auch nicht mehr um ihr eigenes Äußeres und kann daran einfach nichts ändern, obwohl sie sich über ihren Niveauverlust im klaren ist.
Die Mutter eines gesunden, vier Monate alten Sohnes schrieb:
»Äußerlich bin ich richtig auf den Hund gekommen, weil ich es anscheinend nicht fertig bringe, mich damit zu befassen, und dabei weiß ich, daß mein Mann mich zu gern wieder so hätte, wie ich früher war. Offenbar kann mich nicht einmal meine ungeheuer große Liebe zu meinem Mann zu Taten anspornen.«
Schlaf ist ein hartnäckiges Problem bei postnataler Erschöpfung. Die Pa-

tientinnen sehnen sich fortwährend nach Schlaf und kriegen nie genug davon; sie könnten Tag und Nacht schlafen. Selbst wenn sie zwölf Stunden ungestört durchgeschlafen haben, weil der hilfsbereite Ehemann oder jemand aus der Verwandtschaft oder dem Freundes- und Bekanntenkreis nachts das Baby hütete, ist ihr Schlafbedürfnis nicht gestillt. Darin unterscheidet sich die postnatale Depression von der typischen depressiven Erkrankung, bei der die betreffende Person einschläft, jedoch bereits gegen drei, vier oder fünf Uhr morgens erwacht und dann deprimiert und bang daliegt, bis es Zeit ist aufzustehen.

Wenn sich Mütter die Tage der Erschöpfung nach der Entbindung später ins Gedächtnis zurückrufen, leiten sie ihre Schilderung meist mit dem Satz ein: »Aber mein Baby war ein kleiner Schreihals und hat Tag und Nacht ununterbrochen geweint.« Wer wollte bezweifeln, daß ein unaufhörlich greinendes Baby viel Kraft kostet? Dieses Weinen kann besonders dann äußerst frustrierend sein, wenn man schon alles – und zwar vergebens – ausprobiert hat, was die Säuglingspflegebücher für solche Fälle empfehlen. Frustrierend, gewiß – aber womöglich reagiert das weinende Kind auf die Erschöpfung der Mutter. Es ist die alte Frage: Was war zuerst da, die Henne oder das Ei? Haben Sie Ihr Baby nicht auch schon mal für ein paar Stunden oder vielleicht über Nacht einer anderen Person anvertraut, die es Ihnen danach mit der treuherzigen Bemerkung zurückgab: »Bei mir hat es sich die ganze Zeit nicht gemuckst!«? Hat das Baby auf Festigkeit, Vertrauen und unendliche Geduld reagiert?

Sozialarbeiter(innen), Hausbesucher(innen) des Gesundheitsdienstes und Gemeindeschwestern werden darin geschult, bei Müttern auf die Frühsymptome der postnatalen Depression zu achten. Die lassen sich meist unschwer feststellen. Wenn eine Mutter nicht zur abgesprochenen Zeit bei der Mütterberatung erscheint oder es versäumt, das Kind wie vereinbart zum Impfen in die Klinik zu bringen, ist sie verdächtig: Verwirrung und Planlosigkeit hindern sie am Einhalten des Termins. Bei einer Hausvisite präsentiert sich die Patientin nicht mehr als die sorgfältig zurechtgemachte, tadellos frisierte Dame, die man in der Schwangerenberatungsstelle kennengelernt hatte. Jetzt ist sie ungeschminkt, nachlässig gekleidet, und unordentlich hängt ihr das sichtlich einer Wäsche bedürfende Haar um den Kopf. Die Wohnung macht auch keinen gepflegten Eindruck: Hier Babysachen auf dem Fußboden, da ein Haufen schmutziger Windeln in der Ecke, obendrein mehrere nichtgespülte Tassen auf dem Abtropfbrett. Die junge Mutter bietet der Amtsperson eine Tasse Tee oder Kaffee an, setzt sich und trinkt selber ihre vierte Tasse an diesem Vormittag. Sie klagt über ihr Bedürfnis nach Schlaf, obgleich sie am Abend zuvor um sieben Uhr zu Bett gegangen war und heute morgen erst um neun Uhr aufgewacht ist, als ihr Mann ihr den Tee brachte. Sie

braucht Hilfe; es obliegt nun der Hausbesucherin dafür zu sorgen, daß die Mutter ärztlich behandelt wird und jemanden bekommt, der im Haushalt zupackt, bis sie es wieder allein schafft.
Führt man sich die enormen Veränderungen vor Augen, die während der Schwangerschaft im Körper der Frau vor sich gehen und die sich direkt nach der Entbindung so schnell wieder rückbilden, dann nimmt es fast Wunder, daß sich überhaupt eine Mutter von der postnatalen Erschöpfung erholt. Zu den schrittweisen Veränderungen, die sich während jener neun Monate abspielen, gehören eine Vergrößerung der Gebärmutter von der Größe einer kleinen Birne zu einem Organ, das nicht nur groß genug ist, um ein Baby in sich zu bergen, sondern darüber hinaus auch Plazenta und Fruchtwasser, Veränderungen in der Bauchhöhle, um der vergrößerten Gebärmutter Platz zu schaffen, eine Anpassung der Wirbelsäule an das veränderte Körpergleichgewicht sowie eine Vermehrung der Körperflüssigkeit, die wiederum zu einer verstärkten Tätigkeit von Herz, Nieren und Leber und somit zu veränderten Blutwerten führt. Diese Veränderungen bilden sich normalerweise innerhalb von sechs Wochen nach der Entbindung wieder zurück.
Manchmal ist die Erschöpfung aber nicht depressionsbedingt, sondern auf andere Ursachen zurückzuführen, zum Beispiel auf eine Schilddrüsenschwäche. Während der Schwangerschaft sorgt die Hypophyse für die Sekretion von Prolaktin, das die Brustdrüsen auf die Milchbildung vorbereitet und nach der Entbindung in der Stillzeit für die Erhaltung der Milchproduktion sorgt. Die Hypophyse produziert aber nicht nur dieses Hormon. Sie steuert auch die Tätigkeit der Schilddrüse, der Nebennieren und der Bauchspeicheldrüse. Nach der plötzlichen hormonellen Umstellung in den Wehen ist manchmal nicht genug von dem chemischen Boten Thyreotropin vorhanden. Dieses Hormon der Hypophyse (die an der Hirnbasis liegt) regt die Schilddrüse (im Hals) zur Ausschüttung ihrer speziellen Hormone an, zu denen das Thyroxin zählt, und diese Schilddrüsenhormone beeinflussen den Stoffwechsel. Eine verminderte Ausschüttung von Schilddrüsenhormon führt dazu, daß der Organismus verlangsamt arbeitet, und als Auswirkungen sind dann bei der Mutter zu beobachten: rasche Ermüdbarkeit, Frieren, trockene Haut, sprödes, zum Ausfallen neigendes Haar und langsamer Puls. Durch eine einfache Blutuntersuchung wird der Thyreotropinspiegel bestimmt sowie die Schilddrüsenfunktion getestet, damit der Arzt sicherer beurteilen kann, ob die Schilddrüse normal arbeitet. Bei Unterfunktion hilft eine unkomplizierte Behandlung mit einem Schilddrüsenhormon, z. B. in Form von einer bis drei Thyroxintabletten täglich. Dies muß kein Dauerzustand sein, da, wenn der Körper sich wieder umstellt, die Schilddrüse oft normal zu funktionieren beginnt und zusätzliches Thyroxin nicht länger nötig ist.

Der Erschöpfungszustand einer Mutter nach der Entbindung kann auch auf Anämie zurückgehen. Eine Anämie kann sich ausbilden, wenn die Mutter zum Zeitpunkt der Entbindung eine Blutung hatte und der Organismus den Blutverlust nicht auszugleichen vermag, weil sein Bestand an Depoteisen dazu nicht ausreicht. Die Diagnose ist anhand einer billigen, wenig aufwendigen Blutuntersuchung möglich. Eisenmangelanämie wird mit Verabfolgung von Eisen behandelt.
Die übermäßige Erschöpfung könnte die Folge von Kaliummangel sein. Der wiederum könnte von schlechter Ernährung oder von zu starker Kaliumausscheidung über die Nieren im Urin oder von der Einnahme harntreibender Mittel herrühren. Das Übel läßt sich unschwer mit einer einfachen Blutuntersuchung klären und durch mehr kaliumreiche Kost – vor allem Bananen und Tomaten- oder Orangensaft – oder mit Kaliumtabletten beheben.
Gewöhnlich gibt sich die Erschöpfung, bei der es sich um eine milde Form der Depression handelt, von selbst und klingt meist schon vor Ablauf der ersten sechs Monate ab. Gelegentlich kommt es jedoch zu einer Verschlimmerung mit erhöhter Reizbarkeit, zu der noch andere Merkmale der postnatalen Depression hinzutreten. Eine junge Verkäuferin berichtete über die ersten paar Wochen nach der Geburt ihrer Zwillinge: »Ich war derart schachmatt und müde, daß ich nicht einmal mehr wütend werden konnte – ich war viel zu schlapp und schläfrig. Aber nach ein paar Monaten warf ich mit Gegenständen und schlug die Kinder.«

4 Postnatale Depression

Depression kann eine Emotion oder Traurigkeit sein. Es handelt sich dann um eine normale Emotion, die alle gesunden, normalen Menschen erleben. Angenommen, wir erfahren, daß ein Freund bei einem Verkehrsunfall umgekommen oder daß Freunden das Haus abgebrannt ist. Dann sind wir natürlich deprimiert, traurig und unglücklich, aber das muß nicht unbedingt bedeuten, daß wir krank sind oder Beschwerden wie die in Abb. 2 genannten haben oder einer Behandlung bedürfen.
Depression ist aber auch die Bezeichnung für eine Krankheit, die bei Männern, Frauen und Kindern vorkommt, bei Menschen jeden Alters. Sie ist gekennzeichnet durch Trübsinn, Niedergeschlagenheit und Verzweiflung. Man hat sie eine »Verlustkrankheit« genannt, und das ist sie wirklich, denn zu verzeichnen sind: Verlust der Fähigkeit, sich freuen zu können, Lustlosigkeit, Interesselosigkeit und Mangel an Enthusiasmus sowie Verlust der Konzentrationsfähigkeit, der Merkfähigkeit und der Fähigkeit, klar zu denken, dazu im Bereich der Körperfunktionen Schlaf- und Appetitlosigkeit, Gewichtsabnahme und Probleme mit dem Stuhlgang (siehe dazu Abb. 2). Manchmal werden die Fälle von Depression in zwei Typen eingeteilt, und zwar spricht man von »reaktiven« Depressionen, wenn sie die Folge eines unverkennbar belastenden Erlebnisses (Beispiele: ein schmerzlicher Verlust; Ehescheidung; Arbeitsplatzverlust) sind, und von »endogenen« Depressionen, wenn sie ohne ersichtlichen Grund auftreten. Aber diese Differenzierung hat letztlich keine große Bedeutung, denn bei beiden Typen sind die gleichen Behandlungsmethoden angezeigt.
Man weiß in Medizinerkreisen, welche Verwirrung das Wort »Depression« stiftet, und spricht deshalb manchmal lieber von einer »depressiven Erkrankung«. Noch zu Anfang des 20. Jahrhunderts bezeichneten Ärzte eine depressive Erkrankung als »Melancholie«.
Der Anfang dieses Kapitels beschreibt die typische Depression, die bei Männern, Frauen und Kindern jeder Altersstufe auftreten kann und bei der es sich um eine Verlustkrankheit handelt. Dieses Buch hat jedoch die postnatale Depression zum Thema – eine Krankheit, die lediglich nach der Schwangerschaft und somit nur bei Frauen im gebärfähigen Alter auftreten kann.
Da sich die postnatale Depression in einigen Merkmalen von der typischen Depression unterscheidet, nennt man die postnatale Depression »atypisch« (= nicht typisch). Wie wir später sehen werden, ist das ein

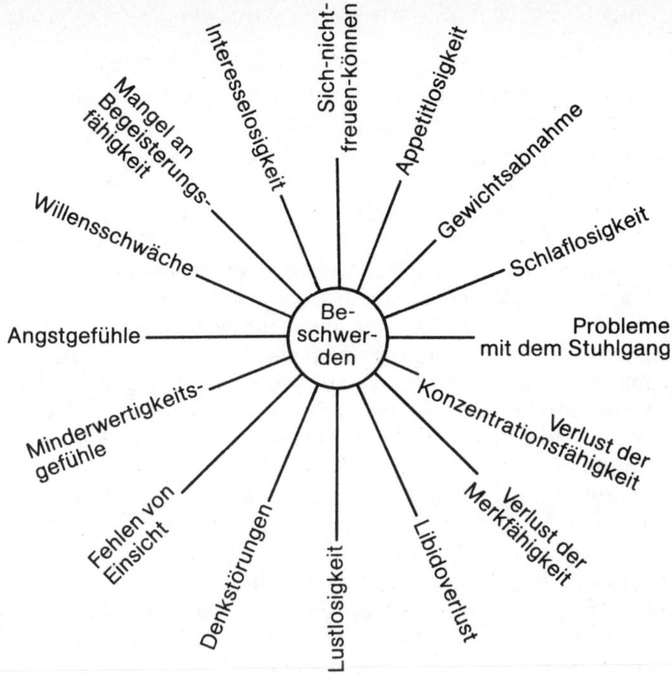

Abb. 2: Depression ist eine Verlustkrankheit

wichtiger Unterschied; denn während bei einer typischen Depression die gewöhnlich verschriebenen Antidepressiva helfen, sind bei der atypischen Depression spezielle Medikamente wirksamer (Kapitel 16).

Die postnatale Depression ist eine Krankheit, die nach der Entbindung auftritt und als Spektrum betrachtet werden kann, mit fließenden Übergängen zwischen dem allgemeinen Stimmungstief nach der Entbindung, das unmerklich in die postnatale Erschöpfung und danach in die postnatale Depression übergeht, um dann die gefährlichste Form zu erreichen, in der das Leben der Frau gefährdet ist. Einer häufig benutzten Definition von Ärzten zufolge, die sich mit diesem Thema beschäftigen, ist die postnatale Depression »die wichtigste, ärztlicher Betreuung bedürfende, psychische Krankheit, die bei Müttern innerhalb von sechs Monaten nach der Entbindung auftreten kann«. Auf diese Definition der postnatalen Depression stützen wir uns in diesem Buch.

Diese Definition mag recht restriktiv wirken, da sie das postnatale Stimmungstief, das nur selten ärztliche Hilfe erfordert, automatisch ausgrenzt ebenso wie die postnatale Erschöpfung, die oft erst im nachhinein als solche erkannt wird. Darüber hinaus schließt sie Frauen aus, die zuvor an einer depressiven, manischen, psychotischen, schizophrenen oder ähnlichen Erkrankung gelitten haben. Selbstverständlich kann eine Frau an einer postnatalen Depression leiden und zuvor einen Nervenzusammenbruch gehabt haben. Eine so eng gefaßte Definition wie diese erleichtert es dem Arzt jedoch, die genaue Ursache, Symptome und die angemessene Behandlung der postnatalen Depression zu finden.
So kann es sich bei der Erkrankung, unter der jene Frauen nach der Geburt leiden, die zuvor einen Nervenzusammenbruch hatten, um einen Rückfall handeln, sie kann aber auch durch die abrupten Veränderungen im Hormonhaushalt nach der Niederkunft bedingt sein. Hier ist es Aufgabe des Arztes, für jede einzelne Frau die mögliche Ursache beziehungsweise Ursachen – da sehr wohl mehrere Faktoren in Frage kommen können – zu ergründen.
Die Definition legt als zeitliche Grenze sechs Monate nach der Entbindung fest und ist damit restriktiver als der »Infanticide Act« von 1939, der der Mutter zwölf Monate Zeit zugesteht, um sich von den Folgen der Geburt zu erholen. Die eng gefaßte Definition bietet jedoch den Vorteil, daß sich mit ihrer Hilfe die dieser Frauengruppe gemeinsamen Merkmale besser untersuchen lassen. Es scheint einleuchtend, daß diese Frauen besonders anfällig dafür sind, eine psychische Erkrankung zu entwickeln zu einem Zeitpunkt, da sich ihre Hormonspiegel abrupt ändern: am Ende der Schwangerschaft, wenn sie abstillen, wenn sie wieder anfangen, die Pille zu nehmen, und wenn die Menstruation wieder einsetzt.
Reizbarkeit, immer ein ausgeprägtes Merkmal depressiver Zustände nach der Geburt, kann bei einer typischen Depression fehlen. Weil Reizbarkeit ein so wichtiges Symptom der postnatalen Depression ist, erörtern wir sie gesondert in Kapitel 5.
Die typische Depression bringt Schlafprobleme mit sich. Charakteristisch ist, daß der Patient oder die Patientin zwar einschläft, aber sehr früh am Morgen aufwacht und dann völlig verzweifelt wach im Bett liegt, bis es endlich Zeit ist aufzustehen. Frauen mit postnataler Depression dagegen haben einen unstillbaren Schlafdrang. Sie schlafen fest, wachen prompt auf, wenn es das Baby tut, und können danach den ganzen Morgen und Vormittag, ja den ganzen Tag lang weiterschlafen (Abb. 3).
Für Menschen, die unter typischer Depression leiden, sind die frühen Morgenstunden die schlimmste Tageszeit, doch bessert sich ihr Befinden im Laufe des Tages. Für Frauen mit postnataler Depression hingegen ist oft der Morgen die beste Zeit; aber im Laufe des Tages kommt die De-

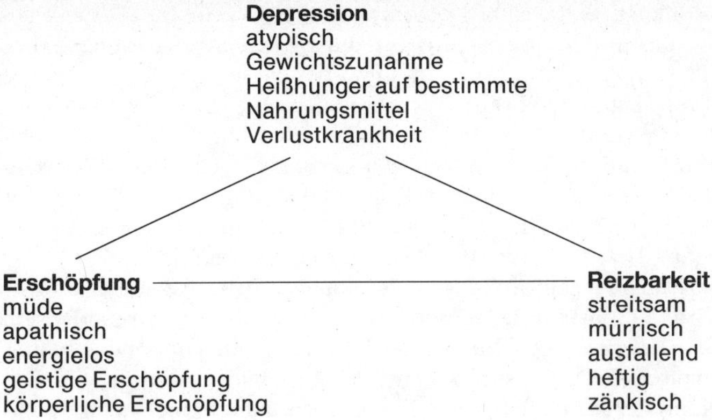

Abb. 3: Komponenten der postnatalen Depression

pression, und dann können sie sich kaum noch zu etwas aufraffen. Am Abend fühlen sie sich schlechter und wollen früh zu Bett.
Kennzeichnend für die typische Depression ist Appetitlosigkeit in Verbindung mit Ekel vor Speisen, was zu Gewichtsabnahme führt (oft werden in wenigen Monaten zwischen fünf und zwölf Kilo abgenommen). Dieser Befund ist so häufig, daß der behandelnde Arzt eines Depressiven den Erfolg seiner Maßnahmen danach beurteilt, ob und wieviel der Patient oder die Patientin zugenommen hat. Bei der postnatalen Depression entsteht ein anderes Problem: Die Frau hat mehr Appetit, ist ständig durstig, ißt immerzu schwere Speisen und trinkt kannenweise Tee oder Kaffee, um ihre öden, einsamen Stunden auszufüllen. Vielleicht vertilgt sie in befremdlicher Gier einen Schokoladenriegel um den anderen, Berge von Toast mit Honig, oder Krapfen und Brötchen. Eine kanadische Mutter schilderte: »... die Besorgnis meiner Freunde und Verwandten ob meiner merkwürdigen Eßgewohnheiten. Zeitweilig habe ich überhaupt kein Interesse am Essen, aber natürlich gibt es schwere Rückfälle. Nachts wache ich hungrig auf und greife nach allem, was ich kriegen kann. Überall im Haus deponiere ich in Verstecken Süßigkeiten, damit ich das Zeug im Bedarfsfalle gleich zur Hand habe. Ich muß mich damit einfach bis zum Platzen vollstopfen.«
Infolge des gesteigerten Appetits nehmen die Leidenden rapide zu; bereits nach ein bis zwei Monaten sind sie schwerer, als sie beim letzten Wiegen in der Klinik einen oder zwei Tage vor der Geburt des Babys waren. Bei dieser »postnatalen Fettsucht« wird vor allem in der Bauchgegend Fett angesetzt, während Handgelenke und Knöchel mager bleiben.

Manche Frauen erklären ihren zunehmenden Körperumfang als »aufgetriebenen Magen« oder mit »schlechter Flüssigkeitsausscheidung«, aber es ist keine Flüssigkeitsretention im Gewebe, es ist richtiges Fett, echte Fettleibigkeit. Dazu eine Frau: »Inzwischen komme ich mir wie eine häßliche Alte vor, vollgepumpt mit Wasser bis oben hin.« Wenn nicht verstanden wird, daß dieser anomale Appetit und die ungewöhnliche Gewichtszunahme durch postnatale Depression bedingt sind, kann der Haussegen bald schief hängen, dazu bedarf es nur eines Ehemannes, der unüberlegt und barsch verkündet: »Ich mag keine fetten Frauen!«
Ein körperliches Anzeichen, das nicht immer auftritt, aber wenn es festgestellt wird, auf postnatale Depression hindeutet, ist das Vorhandensein von Milch in der Brust zwei Monate nach dem Abstillen oder noch später. Bei der typischen Depression kommt diese Galaktorrhoe nie vor. Die Mutter einer vierjährigen Tochter fragte: »Ich habe immer noch Milchträufeln, was hat das auf sich?«
Galaktorrhoe wird durch einen Überschuß an Prolaktin, einem Hormon der Hypophyse, hervorgerufen. Es gehört zu den vielen Aufgaben des Prolaktins, die Brustdrüsen in der Schwangerschaft auf die Laktation vorzubereiten und später in der Stillzeit die Milchbildung anzuregen. In der Schwangerschaft und in der Stillzeit weist das Blut also einen hohen Prolaktinspiegel auf, der nach dem Abstillen wieder zurückgehen müßte. Der Nachweis eines hohen Prolaktinspiegels im Blut ist mit einer Blutuntersuchung möglich, auch bei Frauen, die nicht stillen. Behandelt wird mit Bromocriptin; mehr darüber auf S. 142.
Es wird, so hoffe ich, inzwischen klar geworden sein, daß postnatale Depression nicht dasselbe ist wie typische Depression, sondern ein eigener Typ, der eine spezielle Behandlung erfordert.
Das Wort »Depression« hat unweigerlich etwas Verwirrendes, weil es ja mehr oder weniger besagt, daß sich alles in der Psyche abspielt, wohingegen für die Leidenden das ganze eine physische Angelegenheit ist. Sie fühlen sich körperlich krank und sind es auch; für sie steht fest, daß sie eine richtige, echte Krankheit haben, die sich mit Blutuntersuchungen oder auf dem Röntgenbild ohne weiteres wird nachweisen lassen. Zurückzuführen ist die Erkrankung auf eine biochemische Anomalie im Gehirn, das die Körperfunktionen steuert, sowie auf eine biochemische Anomalie im Blut, das alle Körpergewebe durchströmt. Häufige Klagen postnatal depressiver Frauen sind: »Es tut mir alles weh!« »Mir tun immerzu Muskeln und Knochen weh.« »Ich bin überall empfindlich, besonders in den Brüsten. Ich bekomme leicht blaue Flecke und fühle mich allgemein unwohl.« »Es ist wie eine nicht endenwollende Grippe.«
Und so schilderte eine junge Mutter ihre Erfahrungen:
»Wenn ich depressiv bin, kriege ich nachts nicht genug Schlaf und habe

dann das Gefühl, ich könnte den ganzen Tag lang schlafen. Ich bin total erschöpft und eine furchtbare Heulsuse, die nicht aufhören kann zu weinen. Ich vermag nicht logisch zu denken, nichts gelingt mir, ich bin schrecklich erregbar und reizbar. Ich fürchte, das wird nie besser, die Sache kommt mir hoffnungslos verfahren vor. Ich fühle mich sehr übel und habe manchmal Brechreiz, dann ist mir speiübel. Ich mag nichts tun und nichts denken, mir fehlt einfach die Kraft dazu. Manchmal leide ich unter sehr heftigen Hitzeanfällen und einem Ohnmachtsgefühl. Mir tut alles weh, aber wie ich von meinem guten alten Hausarzt hörte, haben all seine Tests und Untersuchungen nichts Krankhaftes ergeben. Ich muß also normal sein.«

Schwindel oder Vertigo ist ein weiteres häufiges Symptom, das Mütter denken läßt, sie seien richtig körperlich krank. Das zeigt der folgende Auszug aus Janets Brief: »Plötzlich schwimmt es mir vor den Augen, das ganze Zimmer dreht sich. Ich verliere das Gleichgewicht, muß mir den Kopf halten und ganz ruhig sein. Ich erzähle das nie jemandem, weil ich schreckliche Angst habe, daß es ein Gehirntumor ist oder etwas anderes Gräßliches.«

Ärzte wissen aus Erfahrung, daß Frauen im Behandlungsraum nur selten unumwunden sagen, sie seien wegen ihrer Depression gekommen, aber mit behutsamem Sondieren der Lage dringt man meist zum Kern des Problems vor. Der Arzt kann zum Beispiel fragen: »Sind Sie so glücklich und zufrieden wie früher?« oder unbestimmter: »Wie läuft's denn so, was macht die Lebensfreude?« Das erleichtert es der jungen Mutter wesentlich, sich mitzuteilen und ihre Probleme zu schildern – die schwarze Wolke, die über ihrem Leben hängt; daß und wodurch sie sich ständig überfordert fühlt; oder, daß sie weder mit dem neuen Baby noch mit ihrem Haushalt, dem Einkaufen und ihrem Mann zurechtkommt. Oder der Arzt erkundigt sich bei ihr danach, ob sie sich einsam fühlt, und das gibt ihr Gelegenheit, darüber zu sprechen, daß sie Schwierigkeiten im Umgang mit anderen Menschen hat, verlegen wird, das Falsche sagt. Manchmal wird auch gezielt gefragt: »Haben Sie sich verändert, seit Sie das Baby haben?«

Dr. J. L. Cox aus Edinburgh hat einen Fragebogen mit einer 10-Punkte-Skala zur postnatalen Depression entwickelt. Darin enthalten sind Fragen zum Befinden der Mutter während der letzten sieben Tage. Es ist ein nützliches Instrument, mit dessen Hilfe die Hausbesucher(innen) vom Gesundheitsdienst und Hebammen jene Mütter ausmachen können, die an postnataler Depression leiden und die zur Behandlung zum Allgemeinarzt geschickt werden sollten. Durch den routinemäßigen Einsatz dieser Fragebögen während der ersten Monate nach der Geburt müßten sich viele Mütter, die der Hilfe bedürfen, ausfindig machen und Tragödien, wie sie in der Einleitung beschrieben wurden, verhindern lassen. Auch würde er die Hausbesucher(innen) vom Gesundheitsdienst daran erinnern, daß es nicht nur ihre Pflicht ist, die Fortschritte in der Entwicklung des Babys und die Impftermine zu überprüfen, sondern auch postnatale Depression im Frühstadium aufzudecken.

In manchen Kulturen empfinden es Frauen als Beleidigung, wenn, was sie betrifft, das Wort »Depression« gebraucht wird – ebensogut könnte man sie fragen, ob sie schlampig oder faul oder liederlich sind. Deshalb vermeide man den Terminus und spreche, falls es sich gar nicht umgehen läßt, von einer depressiven Erkrankung oder von Melancholie.

Nur allzuoft fühlt sich die Mutter unspezifisch krank und irgendwie anders als früher, weiß aber nicht, was eigentlich mit ihr geschehen ist und wie oder wo sie Hilfe finden kann. Die 29jährige Kathleen war in diesem Zustand und erzählte mir, daß sie viermal im ärztlichen Sprechzimmer gesessen hat, weil sie um Hilfe bitten wollte, was sie dann aber doch nicht über die Lippen brachte. Beim ersten Mal suchte sie Rat wegen der Schuppen auf der Kopfhaut des Babys, bekam ein Rezept verschrieben, steckte es ein und verließ die Praxis, ohne sich darüber klar zu sein, daß sie das wirkliche Problem gar nicht angeschnitten hatte. Eine oder zwei Wochen später ging sie zur Beratungsstelle und brachte ihren Husten zur Sprache. Nach entsprechender Untersuchung versicherte man ihr, alles sei in bester Ordnung. Bei ihrem nächsten Besuch steuerte sie ihr Ziel direkter an und sagte, sie sei immer so müde und würde am liebsten den ganzen Tag lang schlafen. Sie wurde mit dem Formular für eine Blutuntersuchung zum Ortskrankenhaus geschickt. In der Woche darauf teilte man ihr mit, das Ergebnis der Blutuntersuchung sei ausgezeichnet, sie solle sich keine Sorgen machen: »Na, zufrieden?« Keine Spur von Anämie, und die Eisentabletten brauche sie auch nicht mehr einzunehmen. Fast einen Monat später – ihr Sohn Charles war mittlerweile neun Monate alt – verlor sie im Wartezimmer die Fassung und fing an zu weinen, weil die Sprechstundenhilfe ihre Terminvereinbarung vergessen hatte. Diese Tränen lösten den Bann, jetzt sprach sie sich dem Arzt gegenüber aus. Zornig redete sie sich ihren Kummer von der Seele: Ihr ganzes Leben sei verändert, sie habe alle Lebensfreude verloren, komme sich unzulänglich vor, sei mutlos, verzagt, könne keine Entscheidung mehr treffen. »Ich bin eine christliche Frau und schäme mich meines Verhaltens«, bekannte sie. »Ich begreife nicht, was mit mir los ist.« Tatsächlich, sie hatte sich verändert, sie, die in einer Firma persönliche Assistentin des Direktors gewesen war, Mitglied des Jet-sets, organisatorisch zuständig für die Planung und Koordinierung der geschäftlichen Auslandsreisen ihres Chefs. Die Reisen, die Hotelreservierungen, die Flugbuchungen – alles hatte unter ihrer Regie stets bestens geklappt.

In einem Artikel mit der Überschrift »Auch ich habe es durchgemacht« schilderte die bekannte Fernsehpersönlichkeit Esther Rantzen in der Zeitschrift *Woman*, was sie während ihrer postnatalen Verstimmung empfunden hatte:

»Ja, ich bin vom Glück begünstigt, habe einen fabelhaften Job, einen liebevollen Ehemann, ein Kindermädchen fürs Baby... und trotzdem war ich völlig wehrlos, als es plötzlich losging. Einen Monat lang war es die Hölle, ich glaubte, ich würde verrückt. Ich hörte mich meinen Mann in unverzeihlicher Weise anbrüllen und schreien, ich müsse zum Arzt, ich sei am Durchdrehen. Dann hatte ich schreckliche Anfälle, zitterte am ganzen Leib, konnte nur noch stammeln.

Ich war ›geistig weggetreten‹, wie ich es nenne. Ich konnte mich nicht mehr konzentrieren, ja nicht einmal mehr Briefe diktieren, weil ich die Wörter durcheinanderbrachte. Mir schien ein Teil meines Selbst abhanden gekommen zu sein.

Dabei habe ich noch Glück gehabt. Es gelang mir, mich aus dem Zustand herauszuarbeiten, indem ich mit jedem über meine Gefühle sprach – mit meinem Mann, meiner Familie, Leuten aus meinem Freundes- und Bekanntenkreis, meiner Hausbesucherin, die ganz großartig war. Und ein wunderbarer Arzt kam auch noch und hörte mir zu. Trotzdem hatte ich ein schlechtes Gewissen, weil ich soviel Beratungs- und Betreuungszeit beanspruchte.«

Der Londoner Arzt Dr. Stuart Carne berichtete 1964 vor der Royal Society of Medicine über die Aufdeckung einer Depression bei einer Mutter. Sie war mit ihrem Baby erschienen, das an unstillbarem Erbrechen litt, dessen Ursache nicht festgestellt werden konnte. Durch die Behandlung der Depression der Mutter wurde das Erbrechen bei dem Baby zum Stillstand gebracht.

Frauen sind sehr verschieden. Sie unterscheiden sich voneinander in der genetischen Ausstattung, in den Kindheitserlebnissen, in der Gesellschaftsklasse und der Intelligenz, im Aussehen. Kein Wunder, daß die »Verlustkrankheit« sie in unterschiedlicher Weise beeinträchtigt und daß sie den einzelnen Beschwerden unterschiedliches Gewicht beimessen. Auch die Beschreibungen, die sie von ihren Verstimmungen geben, sind keineswegs einheitlich und enthalten Aussagen wie:

»Ich fühle mich abgetrennt von meiner ganzen Umgebung, von den Menschen und allem übrigen. Ein Leben wie in einer isolierenden Luftblase. Ich bin den Dingen nahe und doch weit weg.«

»Es ist eine unermeßliche Melancholie.«

»Ich kann mich von meiner Traurigkeit nicht befreien. Jede Zeitungsmeldung ist für mich eine Kummerstory, über die ich gleich weinen muß.«

Linda umriß in ihrem Brief, daß es für sie in der Tat eine »Verlustkrankheit« war: »Ich habe so viele schwere Depressionsschübe erlitten. Zweimal war ich im Krankenhaus, weil ich eine Überdosis Tabletten geschluckt hatte, das letzte Mal im September vergangenen Jahres. Wer weiß denn wirklich, wie es ist, wenn man Selbstmordgedanken hat, einem Tassen aus der Hand fallen, man zu träge ist, um irgendwas aufzuheben, man bloß dasitzt und zuschaut, wie Dinge passieren, an denen man nichts ändern kann?«

Auch Mary war mit ihrer Kraft am Ende, als sie schrieb: »Alles treibt mich in die Enge. Keiner versteht es. Ich weine vor Wut. Ich kriege das große Heulen auf der Straße, in Geschäften und wo es sonst noch peinlich ist. Meines Erachtens habe ich alles probiert, und nun fürchte ich, es kommt mit mir noch so weit, daß ich nichts mehr versuche und meiner Neigung nachgebe, gegen mich selber oder einen anderen gewalttätig zu werden.«

Bei Nina, deren Kind jetzt acht Monate alt ist, zeigte sich ein Gemisch aus Depression und Reizbarkeit; sie schrieb:

»Plötzlich kommen schwere Depressionen, ich ärgere mich über meinen Mann und die Kinder, suche Streit. Schon mehrmals war ich verzweifelt, fing grundlos an zu weinen, rang nach Luft und wünschte, ich wäre tot. Dann habe ich Angst vor dem Lebendigsein, ich will tot sein und fange an nachzudenken, wie man sterben könnte (mir ist oft nach Selbstmord zumute). Ich habe häufig Kopf- und Rückenschmerzen, besonders wenn ich lese, nachdenke oder lerne. Wenn ich diese Depressionen habe, kann ich keine Frauen ertragen und ärgere mich über Kleinigkeiten. Wenn diese Stimmung den ganzen Tag oder, wie es manchmal geschieht, mehrere Tage anhält, scheue ich die Begegnung mit anderen Menschen, z. B. mit denen im Büro meines Mannes. Hinterher begreife ich mein Verhalten selbst nicht.«

Die Möglichkeit des Selbstmords besteht immer. Sie ist eine ständige Sorge der Leidenden, und wer einem Menschen nahesteht, der mit einer depressiven Erkrankung zu ringen hat, sollte diese Selbstmordgefahr nie aus dem Blick verlieren. Wie rasch sind Tabletten besorgt und geschluckt! Die meisten Selbstmordversuche sind Hilferufe; sie können auf das wirkliche Dilemma der jungen Mutter aufmerksam machen und dann über eine gründliche Behandlung und adäquaten Beistand zu einem Neubeginn im Leben führen. In manchen Fällen wird das eigentliche Problem nicht gewürdigt, sondern der Vorgang als törichte Tat einer dummen Frauensperson abgetan, ohne die Hintergründe auszuleuchten, und dann ist eine Wiederholung des Versuchs so gut wie sicher. Manchmal ist das Endresultat schlimmer als die Depression, wie eine Mutter schließlich erkennen mußte: »Letztes Jahr habe ich einen dummen Selbstmordversuch unternommen. Ergebnis: Drei Monate mit einem gebrochenen Bein

in Gips.« Das Risiko bei einer Überdosis von Aspirin und Schmerztabletten besteht darin, daß Nierenversagen und lebenslange Dialyse die Folge sein können.
Mit der Depression entsteht der Wunsch, sich aus seiner Umwelt zurückzuziehen, sich abzukapseln, Gesellschaft, ja überhaupt Kontakt mit anderen Menschen zu meiden. Ärzten sind Äußerungen wie: »Ich will nichts weiter, als davonlaufen und mich in einen Winkel verkriechen!« aus der Praxis wohlbekannt.
Eine in Cornwall lebende Wirtschaftsprüferin schrieb:
»Es ist mir gelungen, mir mein Leben dadurch nicht allzusehr beeinträchtigen zu lassen, aber die soziale Seite hat gelitten. Ich war Schriftführerin des lokalen Bridgeklubs sowie des ›Women's Institute‹ und für die Zusammenkünfte organisatorisch verantwortlich. Jetzt vermeide ich gesellschaftlichen Verkehr, aber ich weiß, das erschwert das Zusammenleben mit mir sehr. Jeder denkt, es liegt an dem Babysitterproblem, aber in Wirklichkeit ist es so, daß ich einfach niemanden mehr sehen will.«
Daß bei Depression Zuversicht und Selbstvertrauen verlorengehen, merken Leidende, die vorher extrovertiert und in ihren Kreisen tonangebend waren, sehr wohl. Olive, Lehrerin für Biologie, Chemie und Physik, erläuterte: »Ich habe überhaupt kein Vertrauen mehr dazu, wie ich mein Baby versorge, und konnte die Kleine natürlich nicht selbst nähren, was mich sehr bestürzt hat. Anscheinend koche ich nicht so gut und habe Angst davor, neue Rezepte auszuprobieren. In den ganzen letzten zehn Jahren habe ich immer Damensachen geschneidert – jetzt riskiere ich es nicht mehr, weil ich befürchte, daß ich das Material falsch zuschneide und verhunze.«
Die Verwirrung ihres Geistes ist ein Problem für die Frauen und läßt sie schaudern bei dem Gedanken, ausgehen oder Besorgungen machen zu müssen – sie glauben nämlich, sie würden im Bus garantiert nicht den korrekten Fahrpreis bezahlen oder geistesabwesend ohne zu bezahlen aus einem Geschäft gehen. Da sie verhindern wollen, daß anderen ihre Konfusion auffällt, stürzen sie in den Laden, greifen das erstbeste, bezahlen und hasten hinaus. Erst später merken sie, daß sie die falsche Größe erwischt, zuwenig oder zuviel gekauft haben, oder daß der Artikel für Katzen oder Hunde, aber nicht für Babys gedacht ist.
Eine Nigerianerin, Mutter zweier Kinder, wurde zehn Tage nach einer Schnittentbindung des Ladendiebstahls für schuldig befunden. Wie es scheint, hatte sie drei Babykleidchen an sich genommen, aber nur zwei bezahlt. Da fragt man sich nun wirklich, wie man eine Mutter so kurz nach einer größeren Operation allein einkaufen gehen lassen konnte. Aber noch wichtiger ist die Frage: War eine Frau ihr Richter und hat sie jemals selber Kinder gehabt?

Ängstlichkeit ist ein weiteres Symptom, das zum ersten Mal nach der Entbindung auftreten kann. Es scheint nicht bei jenen aufzutreten, die sich als von Natur aus ängstlich beschreiben, sondern vielmehr bei jenen, die früher für ihre Gemütsruhe und Gelassenheit bekannt waren. Plötzlich beginnen sie, sich wegen allem zu ängstigen und zu sorgen. Zuerst drehen sich die Sorgen nur um das Baby: Ernähre ich es richtig? Sollte ich die Windeln wechseln? Hat es erhöhte Temperatur? Wächst es normal? Nach und nach werden schließlich auch Ehemann, Heim und Familie zum Gegenstand der Ängste und Sorgen gemacht. Die junge Mutter erlebt vielleicht Anfälle panischer Angst, wenn sie plötzlich von Furcht überwältigt wird, ihr Herz wie rasend zu klopfen beginnt, ihr der Schweiß aus allen Poren bricht, sie zittert, der Mund wie ausgedörrt ist und sie das Gefühl hat, der Tod sei ihr sicher – doch irgendwie faßt sie sich wieder. Aber nach jedem panischen Ausbruch schränkt sie ihre Aktivitäten noch weiter ein aus Furcht, die nächste Attacke heraufzubeschwören.
Es ist kein Wunder, daß viele frischgebackene Mütter sich schließlich vor sich selbst und ihren eigenen Handlungen ängstigen, denn sie können nicht durchschauen, was in ihrem Inneren vorgeht. Sie befürchten, daß sie sich selbst umbringen könnten, sie fürchten sich vor dem Einkaufengehen, sie fürchten, dem Baby weh zu tun oder es fallen zu lassen oder es im Bad zu ertränken, ja, sie fürchten sich schon vor seinem Schreien. Am Ende fürchten sie sich vor sich selbst und vor dem Alleinsein. Sie lassen ihren Gatten nicht mehr aus den Augen. Die junge Mutter weint morgens, wenn der Mann sich anschickt, zur Arbeit zu gehen, und wenn ihm letzteres gelungen ist, ruft sie ihn dort an und sagt, er müsse sofort wieder nach Hause kommen. Aber häufige Abwesenheit vom Arbeitsplatz können selbst die nachsichtigsten, geduldigsten Chefs nicht lange hinnehmen. Diese Sorge quälte Penny, eine Mutter: »Ich weiß nicht, was passiert, wenn mir nicht bald jemand hilft. Ich fürchte ernstlich, meinen Mann zu verlieren, und daß sie ihn entlassen. Ich fahre noch den Wagen kaputt und tue den Kindern was an, worunter sie ihr Leben lang zu leiden haben werden. Mit mir kann man nicht leben.«

Ablehnung und Feindseligkeit gegen das Baby ist ein weiteres Problem, welches die postnatale Depression mit sich bringen kann. Oft bekommt man unter dem Siegel der Verschwiegenheit Dinge zu hören, die diesen schlimmen Zustand erklären. In der Erregung könnte eine Mutter zum Beispiel sagen:
»Ich habe ihn nicht mehr lieb ...«
»Er ist mir vom Gefühl her gleichgültig – er läßt mich kalt ...«
»Ich begreife es nicht – ich habe mich so auf seine Ankunft gefreut, und

nun kann ich ihn nicht ausstehen. Fünf Jahre lang habe ich mich ärztlich behandeln lassen, um dieses Kind zu bekommen...«
»Er ist abstoßend...«
»Wenn er doch bloß verschwinden würde – ich will mein Kind nicht.«
Eine Jüdin, die drei Töchter zur Welt gebracht und im Anschluß daran niemals Probleme gehabt hatte, geriet nach der Geburt ihres ersten Sohnes in eine schlimme Depression. Sie erklärte dazu: »Es war mein größter Wunsch, meinem Mann einen Sohn zu schenken. Das habe ich nun getan, aber ich hasse ihn und fürchte mich sogar vor ihm.«
Man hat gesagt, die Unfähigkeit, ein Baby zu lieben, könne zu Depressionen führen, aber in Wirklichkeit ist es umgekehrt: Die Depression würgt die Liebe zu dem heißersehnten Baby ab.
Wenn eine Mutter sich auf die Schwangerschaft ehrlich gefreut hatte, aber das Baby dann ablehnt und nicht mehr liebt, deutet dies immer darauf hin, daß sie krank ist und ärztliche Hilfe braucht. Ärzte können dazu beitragen, daß solche Dinge wieder ins Lot kommen und die natürliche Liebe der Mutter erneut auflebt. Da Abneigung gegen das Baby zudem Schuldgefühle erzeugt, macht die Mutter daraus bald ein großes Geheimnis und vertraut sich vielleicht nicht einmal denen an, die ihr am nächsten stehen und an denen ihr am meisten liegt. Vom Ehemann und von den übrigen Familienmitgliedern verlangt dieses Problem viel Rücksichtnahme und Feingefühl im Umgang mit der Mutter.
Auf einer medizinischen Tagung, die sich mit Eheberatungsfragen beschäftigte, sagte der Sprecher, daß die postnatale Depression auf der Liste der medizinischen Ursachen von zerrüttenden Ehekrisen ganz obenan stehe. Damit meinte er nicht nur die unlängst entstandene, »frische« postnatale Depression, sondern auch die Krankheit, die sich über zwanzig Jahre hingeschleppt hat und zum prämenstruellen Syndrom wird. »Wie oft«, betonte er, »zeigt sich nicht schon im ersten Interview, daß der Ehemann findet: ›Seit der Geburt des Babys ist sie nicht mehr die alte.‹«
Wenn, riet der Sprecher den Zuhörern, die Möglichkeit bestehe, daß das eheliche Zerwürfnis von der Geburt eines Kindes herrühre, sei ein umfassendes ärztliches Gespräch mit der Mutter geboten, um zu klären, ob eine postnatale Depression oder das prämenstruelle Syndrom vorliege, denn wenn die Mutter unter postnataler Depression oder unter dem prämenstruellen Syndrom leide, sei der Riß in der Ehe wahrscheinlich eher durch eine gezielte Behandlung als durch weitere Gespräche mit Beratern zu kitten.
Es ist natürlich immer möglich, daß Frauen, die, als sie nicht schwanger waren, eine typische Depression durchlebt hatten, im ersten Jahr nach der Entbindung einen Rückfall in diese frühere Depression erleiden. Dann präsentieren sie die charakteristischen Merkmale einer typischen

Depression, nicht etwa die einer postnatalen Depression. Sache des Arztes ist es, diese zwei Typen genau auseinanderzuhalten, weil die Art der Behandlung sich nach dem Depressionstyp richten muß.

Eine erst vor kurzem erkannte Form der Depression ist die sogenannte »Jahreszeit-Depression« (SAD = seasonal affective disorder), bei der es zu Depression, Traurigkeit und Verzweiflung kommt, wenn die Zeit der langen Nächte anbricht. In unseren Breitengraden setzt diese Depression im Oktober oder November ein und endet im Frühjahr, wenn die Tage wieder länger werden. Die Behandlung besteht darin, die tägliche Lichtzufuhr zu erhöhen. Anstatt abends im Halbdunkeln zu sitzen oder das Licht zu dämpfen, weil er fernsehen will, wird dem Patienten – ob Mann oder Frau – geraten, die Wohnung in Licht so hell wie Sonnenlicht zu baden und sich jeden Abend vier bis sechs Stunden im hellen Licht aufzuhalten. Die Behandlung ist einfach, doch nur einige zu »dunkle Abende«, und der Patient fällt bald schon in seine Depression zurück.

5 Reizbarkeit nach der Entbindung

Unter Reizbarkeit leidet gelegentlich jeder, denn sie ist ein natürliches Auslaßventil der Frustration, und sollte es dabei zu gewalttätigem Verhalten kommen, so richtet es sich unmittelbar gegen die Ursache der Reizbarkeit. In diesem Kapitel werden wir uns jedoch mit einer Reizbarkeit befassen, die, wenn sie gewalttätig wird, jedes beliebige Angriffsobjekt treffen kann. Es ist vor allem eine Reizbarkeit, die mit dem Charakter der Person nicht in Einklang steht und allzuoft zu heftigen verbalen Ausfällen und physischen Gewaltakten führt, auf die dann bittere Tränen folgen.

Die Reizbarkeit, in verbaler wie in körperlicher Form, ist für die Mutter und die Person, die diesen Ausbruch erdulden muß, gleichermaßen schmerzlich. Zu den verbalen Ausfällen zählen Schreien, Brüllen, Kreischen, Zetern und Fluchen, die körperliche Aggressivität kann sich in Form von Türenschlagen, mit den Füßen Stampfen, im Werfen von Sachen, Treten und Schlagen äußern.

Der Kontrollverlust auf dem Höhepunkt der postnatalen Reizbarkeit kann mit einem Auto verglichen werden, das grob fahrlässig oder unkontrolliert gesteuert wird, dies entweder aufgrund eines technischen Defektes, auf den der Fahrer keinen Einfluß hat, oder – wenn der Wagen im Grunde kontrolliert werden könnte –, weil der Fahrer selber unfähig oder von sich selbst allzu überzeugt ist. Entsprechend ist es möglich, daß eine Frau, die sich unnormal verhält, darauf gar keinen Einfluß hat, weil eine chemische Störung in ihrem Körper dafür verantwortlich ist.

Eine bestürzte Mutter beschrieb die Veränderung ihrer Tochter Susan, die vorher Fachleiterin für Kunst an einer Schule gewesen war, wie folgt: »Der destruktive Impuls richtet sich nicht nur gegen sie selbst, sondern auch gegen andere Menschen, zum Beispiel Ehemann und Kinder. Er erstreckt sich zudem auf Gegenstände: Sie wirft mit dem Bügeleisen, mit Untertassen, ja sogar mit der Nähmaschine. Ebenso kommen Brandstiftungsversuche vor – sie zündet die eigene Wohnung, ihre Lieblingsbücher und ihre Liebesbriefe an.«

Wir sagten bereits, daß Reizbarkeit ein wichtiges Symptom der postnatalen Depression ist. Wichtig ist sie in ihrem diagnostischen Wert, denn die oben beschriebene Reizbarkeit ist eine ganz andere als die bei der typischen Depression auftretende und spricht daher auf eine ganz andere Behandlung an. Sie hat noch einen weiteren wichtigen Aspekt, nämlich ihre in jeder Beziehung große Ähnlichkeit mit der Reizbarkeit im prämenstruellen Syndrom. Ein charakteristisches Merkmal dieses Syndroms bildet die Symptom-Dreiergruppe Müdigkeit, Reizbarkeit und Depression, und sie zusammen machen das »Gespannte« bei jener prämenstrualen Spannung aus, die das am häufigsten auftretende Symptom des prämenstruellen Syndroms ist. Prämenstruelles Syndrom und prämenstruale Spannung sind hormonellen Ursprungs und können mit dem bewirkenden Hormon erfolgreich behandelt werden.

Es ist kein Zufall, daß sich das prämenstruelle Syndrom oft aus einer Depression nach der Entbindung entwickelt (siehe Kapitel 11), denn die postnatale Depression hat dieselben drei Symptome. Gemütsruhe kann durch Behandlung mit Progesteron wiederhergestellt werden (Kapitel 16).

Die Reizbarkeit tritt nicht unbedingt gleich nach der Entbindung in Erscheinung, sondern entwickelt sich langsam in den nächsten paar Monaten und verdeckt allmählich die Bedeutung von Erschöpfung und Depression. Die Intensität der Reizbarkeit ist bei jedem einzelnen Menschen variabel und kann sich zum umfassenden und total destruktiven Ausbruch steigern; jedenfalls steht es nicht in der Macht der leidenden Person, sie vollständig zu kontrollieren. Valerie, eine zwanzigjährige Mutter, schrieb:

»Ich bin so gereizt und streitsüchtig wie immer, mein Repertoire reicht da vom kleinen Zank bis zu gelegentlichen, sehr heftigen Ausbrüchen, die unser Familienleben tagelang beeinträchtigen. Ich fühle mich deswegen wirklich schuldig, aber damit kriege ich meine Gereiztheit auch nicht in den Griff. Im Hause bleibt alles unerledigt liegen, mein Bücherstudium leidet, ich kann mich nicht konzentrieren und bin oft so zerfahren. Ich verkrieche mich vor Scham und bin überzeugt, daß jede andere Frau auf der Welt ihre Sache großartig macht, bloß mir gelingt es nicht.«

Einen heftigen Ausbruch beschreibt Tina, deren Zwillinge jetzt vierzehn Monate alt sind: »Seit einer ganzen Weile ist mein Benehmen einfach unmöglich. Ich habe mich entschlossen, zur Universitätsklinik zu gehen und um psychiatrische Hilfe zu bitten, denn nach einer besonders schlimmen Krise dachte ich schon, ich sei verrückt. Ich bin mit unglaublicher Wut auf der Badezimmerwaage herumgesprungen und habe sie kaputtgemacht. Dann habe ich zehn Schlaftabletten eingenommen, um ruhig zu werden, und habe sechzig Stunden geschlafen. Das alles, weil der Hund meinen Mantel halb aufgefressen hatte.«

Die Reizbarkeit zeigt sich auch in emotionalen Abschwüngen von Zorn zu Kummer, wie wir es bei Tina sehen: Nachdem sie die Badezimmerwaage ramponiert hatte, schluckte sie zehn Schlaftabletten, um zur Ruhe zu kommen, und schlief zweieinhalb Tage durch. Die aggressiven Ausbrüche sind immer eine potentielle Gefahr für Menschen außerhalb des

Familienkreises, obwohl die Mutter sich anscheinend große Mühe gibt, sie auf das Zuhause zu beschränken. Welche ernorme Belastung das wiederum für den Ehemann ist, ersieht man aus dem Bericht eines Gatten über die emotionalen Schwankungen seiner Frau:

»Wie es scheint, kann sie ihre Reaktionen und Einstellungen nicht kontrollieren, wenn wir zusammen sind; soweit ich weiß, sind solche extremen Symptome bei ihr allerdings noch nie in Gegenwart anderer Menschen aufgetreten. Aber jetzt hat sie, wenn wir allein sind, beinahe regelmäßig zu vorhersehbaren Zeitpunkten vollständige Zusammenbrüche, in denen sie Zorn und Kummer in ihrer extremen und alarmierendsten Form zeigt. In der letzten Woche hat sie vier solche stärkeren Ausbrüche erlebt, sie hat geschrien und gekreischt und wollte gegen mich tätlich werden und hat sehr lange augenscheinlich hysterisch und unkontrollierbar geschluchzt. Aber ich glaube, daß dieses Wort nicht richtig erfaßt, was es war, denn mir scheint es kein Schreien im konventionellen Sinne des Wortes zu sein. Sie bewegt Arme und Beine in einem regelmäßigen Rhythmus, keucht, schluckt und würgt unkontrollierbar. Oft geschieht das am Abend oder nachts, doch hat es solche Szenen auch tagsüber gegeben, wenn wir zusammen arbeiteten. Meist dauert so ein Ausbruch eine halbe bis anderthalb Stunden. Es beginnt immer damit, daß sie zornig wird; dann wird sie heftig und gewalttätig, und dannach kommt unweigerlich der Zusammenbruch mit Tränen und Schluchzen.«

Oft enden diese Anfälle von Gereiztheit mit unkontrollierbarem Schluchzen, das die Reizbarkeit eine Zeitlang zu dämpfen scheint. Wegen der Streitsucht sind vor allem diejenigen Frauen in beständiger Sorge, die vor der Schwangerschaft Berufe ausgeübt haben, in denen es auf Organisationstalent und Führungseigenschaften ankam. Die plötzliche Veränderung in ihrem Temperament beunruhigt sie: Früher konnte sie nichts so schnell aufbringen, jetzt stellen sie fest, daß sie schon beim geringsten Anlaß in Zorn ausbrechen und daß die einfachen Mittel zur Wiedererlangung der Selbstkontrolle nicht mehr helfen. Hier zwei Schilderungen von Verwaltungsbeamtinnen:

»Ich bin der ganzen Welt feindlich gesinnt, führe mich auf wie Dracula und habe überhaupt keine Selbstbeherrschung mehr. Schon die kleinste Kleinigkeit regt mich auf, und es widerstrebt mir, Entscheidungen zu treffen (nur sind die nicht immer aufzuschieben). Manchmal könnte ich buchstäblich mit den Zähnen knirschen, aber das hat ja auch keinen Zweck.«

»Ich habe keine Geduld mit meinem ältlichen Vater und zerschlage gelegentlich Porzellan und Dinge aus Glas, obwohl ich Gewalt und Aggression verabscheue. Ich bin unzufrieden mit meinem Leben und meiner

Umwelt und stelle fest, daß es überhaupt nichts nützt, wenn ich mir ganz bewußt sage, wie gut ich es doch eigentlich habe.«

Das funktioniert deshalb nicht, weil die Reizbarkeit chemisch verursacht ist. Bald merkt die Mutter, daß psychologische Methoden wie Zähneknirschen oder das Bemühen, die positive Seite zu sehen, hier oft nicht verfangen. Eine Mutter zählte immer erst bis zehn, bevor sie ihren vier und sechs Jahre alten Töchtern den wohlverdienten Klaps gab. Die Kinder hatten den Unterschied zwischen »neun« und »zehn« schnell heraus und fuhren mit ihren kleinen Ungezogenheiten fort, bis die Mutter bei »neun« ankam. Also verlegte sich die Mama darauf, in Französisch bis zehn zu zählen, dann in Deutsch, dann in Niederländisch. So erhielten die Kinder ihren ersten Fremdsprachenunterricht, aber ich zweifle, ob es der Mutter wirklich geholfen hat.

Der Ausbruch ist vollkommen gegenwarts- und augenblicksbezogen. Folgen werden überhaupt nicht bedacht. Zur Veranschaulichung möchte ich dazu die Bemerkungen zweier Frauen zitieren. Die eine sagt: »Ich schrie, demolierte die Küche, ich kreischte vor Wut – und dann war ich am Boden zerstört.« Die andere sagte: »Der arme Hund, der kriegt immer den ersten Tritt von mir.«

Die eine Frau dachte nicht im mindesten daran, daß nach ihrer Raserei die Küche ja wieder aufgeräumt werden mußte, und der anderen war es egal, ob der Hund künftig weniger bellen würde oder nicht.

Die Reizbarkeit beeinflußt den Ehemann, der die schlechte Laune seiner Frau nur allzuoft nicht versteht, aber ausbaden muß. Er findet, daß aus der übermütigen, munteren Person, die sie während der Schwangerschaft war, eine unablässig wehklagende und jammernde Nervensäge geworden ist. Kann man es ihm verargen, daß er sich auf dem Heimweg erst noch rasch eine kleine Stärkung genehmigt, bevor er sich wieder den Schimpfkanonaden oder gar Tätlichkeiten zu Hause aussetzt? Und nur allzuoft weiß die Frau, was passiert, kann aber daran kaum etwas ändern. Alison schrieb: »Don ist kein gräßliches Ungeheuer, er ist ein anständiger Kerl und liebt mich. Er war Reisender für eine pharmazeutische Firma und versteht eine Menge von medizinischen Dingen, aber er begreift nicht, warum ich manchmal Streit suche und meine schlechte Laune an ihm auslasse.«

Die postnatale Reizbarkeit ist ein häufiger Grund für das Zerbrechen einer Ehe beziehungsweise Beziehung. Sie hat sich so sehr verändert, daß sie nicht mehr wiederzuerkennen ist – und er liebt diese neue Person nicht mehr. Da dieses Problem in den eigenen vier Wänden am stärksten ausgeprägt ist, halten es die Männer für ratsam, möglichst wenig daheim zu sein. Das wiederum führt zu einer Verschärfung der Reizbarkeit und somit zu einer noch stärkeren Störung des häuslichen Friedens. Ist es da ein

Wunder, daß die postnatale Reizbarkeit so oft bei Scheidungsprozessen Erwähnung findet?
Diese Erregungszustände, die Streitsucht, die bis zur Gewalttätigkeit gehende Heftigkeit und die Unduldsamkeit bauen in der postnatal depressiven Mutter ein nicht mehr weichendes Angstgefühl auf; sie erkennt, daß sie diese Aufwallungen nicht kontrollieren kann, und bekommt Angst vor sich selber. Eine besorgte Mutter schrieb über ihre Tochter: »Ich glaube, es geht Barbara ein bißchen besser, aber sie hat immer noch schlimme Anfälle von Depression, und natürlich ist es nicht gerade die günstigste Situation, tagaus, tagein ununterbrochen mit einem kleinen Kind allein zu sein – sie ist eine intelligente Frau und braucht etwas Anregung und Gespräch. Sie liebt Frank sehr – auch er ist gescheit und intelligent –, aber ich weiß, sie fürchtet sich manchmal vor sich selber, vor diesen Wutanfällen, dem Verlust der Selbstbeherrschung, der Schreierei usw. oder davor, daß sie plötzlich das Kind schlägt.«
Die Reizbarkeit folgt nicht den Regeln der Logik und läßt sich nicht ohne weiteres erklären. Und meist wird sie an jenen ausgelassen, die einem am nächsten stehen. Bei einem Ehepaar war der Mann steril. Da in einer Untersuchung festgestellt wurde, daß er keine Samenzellen hatte, ließ sich die Frau künstlich befruchten. Nach normaler Schwangerschaftsdauer brachte sie ein Kind zur Welt, aber dann überkam die Mutter eine postnatale Depression mit einer Reizbarkeit, die so schlimm war, wie sie selber schrieb, daß »ich ihn am liebsten jedesmal geschlagen hätte, wenn er nicht aufhören wollte zu weinen.«
Manchmal kommt die Depresssion nach der Entbindung erst bei einer späteren Schwangerschaft. Die älteren Kinder sind dann schon ganz auf ein glückliches Familienleben eingestellt, und nun, plötzlich, verändert sich der Charakter der Mutter. Es ist tatsächlich schwierig und gelingt nicht immer, bei Kindern Verständnis für die Probleme zu wecken, die diese Erkrankung nach sich zieht. Christine schrieb: »Ich habe zwei ältere Kinder, und sie leiden darunter, daß ich so unduldsam und immer so barsch bin. Infolgedessen ist mein ältestes Kind, Graham, das selbst ein Problem hat, schon ganz introvertiert und in sich gekehrt. Es muß schrecklich sein, keine fröhliche Mama zu haben. Dabei gebe ich mir soviel Mühe, aber ohne Erfolg.« Eine andere Frau schrieb ähnliches und schloß ihren Brief mit dem Satz: »... Mir ist jetzt klar: Wenn es mit den Verstimmungen so weitergeht, wird nicht nur eine glückliche Ehe darunter leiden, sondern auch meine eigene Tochter gefährdet sein.«
Dem Leser ist jetzt sicherlich klar, wie sich Reizbarkeit auswirkt und warum sie als ein so wichtiges Symptom betrachtet wird. Was aber ist zu tun? Diese Frage behandeln wir in Kapitel 16. Allerdings gehen wir schon in Kapitel 15 darauf ein, wie andere helfen können.

Man muß die Faktoren berücksichtigen, die als Stimulus der postnatalen Reizbarkeit fungieren. Geräusch kann irritieren, besonders, wenn es sich um hohe Töne handelt, aber auf das Geräusch selbst scheint es weniger anzukommen als auf seine jeweilige Quelle, und daher wird oft behauptet, das Schreien des Babys sei der eigentliche Stimulus der Reizbarkeit. Zweifellos schafft das unaufhörliche Weinen des Babys, dem die Mutter nicht abzuhelfen weiß, eine potentiell gefährliche Situation. Wenn die Mutter plötzlich einen aggressiven Ausbruch hat, kann sie den Impuls, dem kleinen Störenfried weh zu tun, womöglich nur mit größter Anstrengung unterdrücken. Da die Kunde von Kindesmißhandlungen in der Öffentlichkeit stets Entsetzen auslöst, wagen junge Mütter ihre Angst, sie könnten eines Tages dem eigenen Kinde etwas antun, niemandem anzuvertrauen. In der ärztlichen Praxis stellt man fest, daß es immer eine Weile dauert, bis sich erweist, ob eine Mutter ihrem Kind einmal wirklich eine Verletzung zugefügt hat oder nicht; in den ersten psychodiagnostischen Gesprächen jedenfalls kommt die Wahrheit nicht unbedingt heraus. Erst als ich Debby wegen der Behandlung einer postnatalen Depression, die in das prämenstruelle Syndrom übergegangen war, schon zwölf Monate lang unter meinen Fittichen gehabt hatte, bedankte sie sich bei mir und bezeichnete es als den größten Segen der Behandlung, daß sie im letzten Jahr keines ihrer vier Kinder geschlagen habe. Schließlich gestand sie mir, ihre Kinder hätten an den Gliedmaßen viele unnötige blaue Flecke, die von ihr herrührten, ja, sie habe ihren sechzehn Monate alten Sohn sogar erwürgen wollen und schon die Hände an seinem Hals gehabt, aber im letzten Moment sei sie zurückgezuckt. Ihre größte Angst war, daß die Fürsorge ihr die Kinder nehmen könnte, die sie doch so sehr liebte.
Den letzten Anstoß gibt oft der Faktor, der dann auch den explosiven Ausbruch auslöst – der Abfall des Zuckerspiegels im Blut. Wie auf S. 112 erläutert, kann sich nach der Entbindung und später, vor der Menstruation, die Fähigkeit des Organismus verändern, die Schwankungen der Zuckermenge im Blut zu verkraften. Wenn dem Körper zu lange keine Nahrung (oder spezifischer: weder Zucker noch stärkehaltige Kost) zugeführt worden ist, reagiert er darauf und korrigiert den Blutzuckerspiegel, indem er Adrenalin ausschüttet, um zusätzlich Zukker aus den körpereigenen Depots freizusetzen und den Blutzuckerspiegel zu erhöhen. Wie jedes Schulkind im Biologieunterricht lernt, ist Adrenalin das »Kampf-, Schreck- und Fluchthormon«, und wenn bei einer Frau die Adrenalinabgabe ins Blut plötzlich um ein Vielfaches ansteigt, kann sie dadurch in eine wilde Kampfwut geraten. Sollte eine Mutter zu jähen Anfällen von Reizbarkeit neigen, so wäre sie gut beraten, wenn sie die altmodischen Regeln »Nichts essen zwischen den

Mahlzeiten« und »Nur drei Mahlzeiten am Tag« aufgeben und fortan »oft ein bißchen« essen würde, denn das wird der häuslichen Atmosphäre zuträglich sein (s. S. 136).

Wenn nicht gesehen wird, daß es sich bei der Reizbarkeit, den Streitereien und dem aggressiven Verhalten um eine Krankheit handelt, können diese Erscheinungen menschlichen Beziehungen nachhaltig schaden und lebenslange Feindschaften aufkommen lassen. Am schwersten fällt es vielleicht der so oft angegriffenen Schwiegermutter, den wahren Sachverhalt zu durchschauen. Wenn sie den eigenen Sohn unter einer anscheinend eifersüchtigen, verzogenen Ehefrau leiden sieht, die ihm alle Besorgungen und Transporte aufbürdet wie einem Lastesel und die zudem nie seine Eltern besucht, kann man es ihr kaum verdenken, wenn sie kein Blatt mehr vor den Mund nimmt und ihr sagt, wie faul und undankbar sie sei. Aber hilfreich wäre etwas ganz anderes, nämlich mehr Verständnis für das ganze Problem der postnatalen Depression.

Ist die Reizbarkeit als ein Element der postnatalen Depression erkannt, so kann man sie mit spezifischen Maßnahmen erfolgreich behandeln. Aber wenn die Reizbarkeit nicht in ihrem eigentlichen Zusammenhang, sondern nur isoliert gesehen wird, liegt es natürlich verführerisch nahe, sie mit Sedativa oder Tranquilizern zu behandeln, worum die Patientin übrigens oft von sich aus bittet. Da die Frau aber bereits unter Depression und Erschöpfung leidet und übermäßig niedergestimmt ist, können weitere Gaben von Beruhigungsmitteln keine Besserung bewirken. Man hat Mitgefühl mit Elaine, die schrieb: »Wenn ich genug Sedativa oder Tranquilizer geschluckt habe, um mich zu beruhigen, tappe ich umnebelt umher, wie eine Art Zombie. Ich schaffe die Hausarbeit nicht; Autofahren geht noch viel weniger. Ich sage dem Arzt immer wieder, daß er die Symptome behandelt, nicht die Ursache. Aber er tätschelt mir bloß den Kopf und lächelt. Es ist zum Verrücktwerden!«

6 Wochenbettpsychose

Die schwerste Form des Stimmungstiefs nach der Entbindung sind die Wochenbettpsychosen (Puerperalpsychosen). Darunter ist eine psychische Erkrankung zu verstehen, bei der die Patientin »wie von Sinnen« ist und den Kontakt mit der Realität verloren hat. Verworrenheit, Wahnvorstellungen, Selbsttäuschung, Halluzinationen, widersinnige Handlungen können auftreten. Selbst Ehemänner und andere Familienmitglieder sehen dann ein, daß die Mutter krank ist und ärztlicher Behandlung bedarf. Zum Glück ist es eine seltene Komplikation, die nur bei einer von 200 bis 500 Wöchnerinnen vorkommt. Schwere infektiös-toxische Psychosen sind wie das sogenannte Puerperalfieber heute selten geworden; Infektionen mit tödlichem Ausgang gibt es in unseren sterilen Kreißsälen nicht mehr, und tritt eine Infektion dennoch ein, so kann sie mit wirksamen Antibiotika in Schranken gehalten werden. Psychotische Erkrankungen werden bei Männern wie bei Frauen (und nicht nur nach der Entbindung) beobachtet. Sie können auch nach Operationen auftreten.

Von sehr wenigen Fällen abgesehen, ist die Unterbringung dieser Frauen in einem Krankenhaus unbedingt notwendig – im Interesse der Patientin, damit sie so schnell wie möglich gesund werden kann, sowie zu ihrer eigenen Sicherheit und um das Leben anderer Menschen, zumal des Babys, zu schützen.

Die 32jährige Gillian wurde zwei Tage nach der Geburt ihres Kindes dabei erwischt, wie sie mit Schlägen seinen Kopf bearbeitete. »Er hat nicht die richtige Form, er ist zu lang!« erklärte sie. Daß sie dem Baby dadurch Schaden zufügen könnte, bedachte sie nicht. Eine 20jährige Mutter betete ihr Kind dermaßen an, daß sie dachte, es sei ein Truthahn und müßte im Ofen gebraten werden. Mancher würde wohl sagen: Diese Frauen leben in einer anderen Welt als wir.

Psychiatern sind postnatale Erkrankungen dieses Typs wohlbekannt. Sie nehmen sich der Leidenden unverzüglich an, da es sich um eine so akute Krankheit handelt. Die meisten Untersuchungen über Wochenbettpsychosen (Häufigkeit und Typ der Erkrankung, soziale Klasse und Alter der Erkrankten) stammen von Psychiatern, die sich mit solchen Klinikpatientinnen befaßt haben.

Die Regel ist ein akuter Ausbruch mit einer vollständigen Persönlichkeitsveränderung über Nacht. Tatsächlich werden 50 % aller Psychosepatientinnen innerhalb der ersten vierzehn Tage nach der Entbindung ins Krankenhaus eingeliefert. Bei vielen von ihnen entsteht die Krankheit

unmittelbar nach den Wehen; dazu hier Schilderungen von drei Frauen:
»Nach der Entbindung von meinen beiden Babys habe ich etwas Schreckliches durchlebt. Ich hatte das fürchterlich beklemmende Gefühl, zu versinken, sehr schnell von irgend etwas hinabgezogen zu werden, und mußte meine ganze Kraft aufbieten, um nicht die Beherrschung zu verlieren.«
»Als ich am ersten Tag nach meinem Kaiserschnitt aufwachte, hatte sich die Welt verwandelt – sie sah anders aus und roch auch anders. Entsetzlich. Ich fluchte und beschimpfte jedermann. Alle lachten mich aus, es hagelte Zoten. Männer kamen in mein Zimmer, wenn sie dort nichts zu suchen hatten.«
»Man mußte mir ein Betäubungsmittel geben, weil das Baby nicht gut atmete. Am nächsten Tag war ich krank, ich hörte nämlich eingebildete Stimmen zu mir sprechen. Ich war davon völlig überzeugt und sagte es den Schwestern immer wieder, aber natürlich hat mir niemand geglaubt. Nach sechs Tagen wurde ich ins Krankenhaus verlegt und behandelt.«
Bei jenen Patientinnen, die in den ersten Tagen nach der Niederkunft eine Psychose entwickeln, sind Schlaflosigkeit und Ängstlichkeit oft frühe Warnsignale. Die Schwestern auf der Wöchnerinnenstation sind gehalten, stets gut Obacht zu geben, ob Mütter erregt, überaktiv, störend, quengelig, übermäßig anspruchsvoll, mißtrauisch oder verkrampft wirken. Ebenso sollen sie auf Mütter achten, die überzeugt sind, daß mit ihrem Baby etwas nicht stimmt, oder welche die Schwestern beschuldigen, sie täten ihrem Kind weh oder seien dabei, es zu vergiften. Hier könnte es sich um die Frühstadien einer Psychose handeln oder nur um eine vorübergehende Phase, die dadurch entsteht, daß die junge Mutter mit dem Betrieb im Krankenhaus nicht vertraut ist. Wie schon erwähnt: Wenn Mütter in den ersten Tagen gestört oder ungewöhnlich unglücklich zu sein scheinen, wird nicht selten eine frühe Rückkehr nach Hause empfohlen, weil man hofft, daß ihre psychische Störung in der gewohnten häuslichen Umgebung abklingen wird, was manchmal auch wirklich der Fall ist. Wenn sich die Verhaltensstörung aber nicht gibt, wird der praktische Arzt hinzugezogen, der dann entweder die sofortige Aufnahme in eine psychiatrische Abteilung oder den Hausbesuch eines Facharztes für Psychiatrie veranlaßt.
Diese Kranken sind zerfahren und verwirrt durch bizarre Ideen wie: »Ich weiß nicht, was oben und unten ist«, oder, wie eine Patientin es formulierte: »Ich sehe das Zimmer auf dem Kopf stehen.« Wenn solche Patientinnen zu Hause gepflegt werden, müssen sie unbedingt Tag für Tag rund um die Uhr von Angehörigen oder Freunden beobachtet werden. Bei vielen besteht Selbstmordneigung, und vieles, was sie tun, ist total unver-

nünftig. Sie können irreparables Unheil anrichten, sobald man ihnen den Rücken zukehrt. Hazels Baby kam zum Glück heil davon; gleichwohl gestand sie später: »Es war, als ich den kleinen Hugh stillte und er zu mir aufblickte. Diese großen blauen Augen schienen mich zu hypnotisieren. Ich verspürte den irren Drang, diese dunklen, schwarzen, kreisrunden Pupillen mit einer Nadel zu durchbohren. Ja, es klingt unglaublich, aber dieser schlimme Drang kam immer wieder. Ich liebte mein Baby – und trotzdem hatte ich diese mörderischen Anwandlungen.«

Die Patientin lebt in ihrer eigenen Phantasiewelt, der Wirklichkeit entrückt, und ist sich ihrer Umgebung nicht bewußt. Sie kann Gehörhalluzinationen haben und Stimmen vernehmen, sie kann unter Gesichtshalluzinationen leiden und imaginäre Menschen, Tiere oder Dinge sehen. Sie kann ins Grübeln geraten, muß unentwegt über etwas Bestimmtes nachdenken, was ihr immerzu durch den Kopf geht, und stellt womöglich dutzendmal dieselbe Frage. Oft zeigt sich der Schimmer einer Realitäts- und Wortassoziation, wobei ein Wort oder der Anblick einer Person eine ganze Folge von Einbildungen auslöst. Nancys Bericht (im nächsten Kapitel) stammt von einer solchen Patientin und ist ein eindrucksvoller Beleg für dieses irrationale, gestörte Denken.

Isobel, eine vierundzwanzigjährige Mutter, bemerkte am Kopf ihrer zwei Tage alten Tochter ein stecknadelkopfgroßes Pickelchen. In Tränen aufgelöst, fragte sie: »Könnten das verlagerte Hoden sein? Glauben Sie, Julia hat eine Spina bifida? Niemand sagt hier die Wahrheit, alle haben sich gegen mich verschworen. Jeder sagt, es ist nichts, aber es ist wohl etwas, ich sehe es doch!«

Dr. Brockington und drei weitere Psychiater von der Universitätsklinik in South Manchester untersuchten 26 an Wochenbettpsychose erkrankte Patientinnen und verglichen sie im Hinblick auf gleichartige Symptome mit einer Kontrollgruppe von 29 Patientinnen mit nicht Wochenbett-bedingter Psychose entsprechenden Alters im selben Krankenhaus. Nach ihren Feststellungen waren ihre »Puerperalpatientinnen« gehobenerer Stimmung und umgänglicher, sie hatten weniger abgenommen, waren weniger ärgerlich und machten weniger Gebrauch von Schimpfworten als die Frauen in der Kontrollgruppe. Die meisten Psychiater stimmen darin überein, daß der Krankenhausaufenthalt von Frauen mit Wochenbettpsychose kürzer ist als der Frauen desselben Alters, die an einer Psychose anderer Genese leiden. Oft meint es die Natur mit solchen kranken Patientinnen aber doch insofern gut, als bei vielen keine Erinnerung an diese verstörenden Tage zurückbleiben. So schrieb Karen:

»...Ein paar Wochen später gab es einen Tag, an dem ich mich nicht mehr entsinnen konnte, was ich eine ganze Woche lang getan hatte. Da man erkannte, daß ich krank war, kam ich in die Klinik. Bei mir war ein

Gedächtnisverlust eingetreten, das heißt, ich habe sehr vieles aus dem Säuglingsalter meines ersten Sohnes vergessen.«

Doch zum Glück hat sie auch die vielen seltsamen, irrationalen Dinge vergessen, die sie in diesen »Filmriß«-Tagen getan hatte. Diese Mutter ist während ihres Klinikaufenthalts nicht mit Elektrokrampftherapie behandelt worden. Patientinnen, die damit behandelt werden, stellen später bisweilen eine leichte Beeinträchtigung des Erinnerungsvermögens fest.

Patienten mit psychotischen Krankheiten werden zu ihrer eigenen Sicherheit stationär aufgenommen. Immer mehr Krankenhäuser richten Mutter-und-Kind-Abteilungen ein, wo sich die Mutter allmählich an ihr neues Baby gewöhnen und lernen kann, es zu versorgen; außerdem hat sie dort Gelegenheit zu Begegnungen mit anderen Müttern und deren Babys. In dem Maße, wie sich ihr Zustand bessert, gestattet man ihnen Besuche daheim, anfangs nur ein paar Stunden, dann ein ganzes Wochenende, und schließlich werden sie nach Hause entlassen. Diese Patientinnen sind bei ihrer Entlassung zwar keine Gefahr mehr für sich und andere, aber meist doch noch nicht völlig wiederhergestellt. Sie brauchen weiterhin beträchtlichen Beistand und Hilfe bei der Säuglingspflege, im Haushalt und im Umgang mit ihren Familienangehörigen. Nur allzuoft stehen die Mütter unter starken Beruhigungsmitteln, sind langsam, unschlüssig, unsicher, nur noch ein Schatten ihrer selbst, gehen schleppend, mit schleifenden Füßen, zeigen ein ausdrucksloses Gesicht und lassen die Munterkeit und Tüchtigkeit vermissen, die sie bis zur Schwangerschaft an den Tag gelegt hatten.

Dr. Marvin Foundeur und seine Kollegen in New York stellten in Nachuntersuchungen an 100 Patientinnen mit Wochenbettpsychose nach einem Intervall von vier Jahren fest, daß drei von vieren »einen passablen Genesungsgrad« zeigten, was von Normalität wahrhaftig noch weit entfernt ist. Nach meiner Erfahrung verschleiert die Medikation bei vielen solcher Patientinnen die Zunahme von Symptomen, zu der es vor der Menstruation kommt. Wenn Patientinnen die Medikation zu reduzieren versuchen, bemerken sie innerhalb von Tagen oder Wochen eine Zunahme der Symptome und machen dafür die Verminderung der Medikation verantwortlich, ohne dabei den Tag im Menstruationszyklus zu berücksichtigen. Solche Patientinnen kehren dann zu der früheren massiven Medikation zurück und versuchen lange nicht mehr, sie einzuschränken. Soll eine Medikation nach einiger Zeit vermindert werden, erfordert dies Monate und muß langsam geschehen, aber auf jeden Fall muß die Patientin die ganze Zeit über Tag für Tag den Schweregrad der Symptome sowie die Menstruationstage notieren. (Wir erörtern dies in Kapitel 10.) Zeigen diese Aufzeichnungen nach zwei Monaten eine zyklische Zunahme von

Symptomen um die Zeit der Menstruation, so werden Progesterongaben andere Medikamente mit ihrer sedierenden Wirkung überflüssig machen. Ein typisches Beispiel ist Lucy.

Lucy war zweiundzwanzig Jahre alt, als ihre Tochter geboren wurde. Ihre Schwangerschaft war normal verlaufen, die Entbindung ging glatt vonstatten. Aber drei Tage danach lief Lucy, offensichtlich in einem Wahn befangen, weinend durch den Krankenhauskorridor und schrie: »Hilfe! Die haben mir mein Baby weggenommen!« Sie mußte in eine psychiatrische Klinik am Ort gebracht werden, wo sie sechs Monate – mit gelegentlichem Wochenendausgang – blieb. Als sie entlassen wurde, war sie noch nicht medikationsfrei. Ihrem Mann fiel ein paar Jahre später auf, daß die Tage, an denen sich ihr Zustand verschlechterte, immer die zehn Tage vor der Menstruation waren. Vorher hatte sie nie unter dem prämenstruellen Syndrom gelitten. Bei der ersten Vorstellung war Lucy durch hohe Dosen Stelazine (das sind synthetische Drogen, die als Tranquilizer Verwendung finden) und Fluanxol (einem trizyklischen Antidepressivum) stark sediert und interessierte sich weder für ihre jetzt viereinhalb Jahre alte Tochter noch für ihr Zuhause. Daheim verbrachte sie die Tage damit, daß sie herumsaß, bis ihr Mann von der Arbeit heimkam. Sie hatte noch Milch in beiden Brüsten. Sie wurde von der Zyklusmitte an bis zum Beginn der Menstruation mit Progesteron behandelt. Im Laufe der acht Monate wurde ihre Medikation ganz allmählich abgebaut. Jetzt ist Lucy munter und macht Fortschritte, erledigt die Einkäufe wie die Hausarbeit schon in eigener Regie und freut sich an ihrer Tochter. Sie bekommt jetzt nur noch Progesteron, und zwar jeweils in der zweiten Zyklushälfte.

So kann eine Behandlung heute normalisierend wirken, aber trotzdem ist die Psychose, solange sie anhält, für alle Betroffenen eine sehr erschrekkende und traumatische Erfahrung. Das nächste Kapitel handelt von einer solchen Depression, wie Nancy sie erlebt hat. Nancy verfaßte ihren Bericht, ich zitiere sie, »um diejenigen aufzuklären, die nicht wissen, was es heißt, psychisch krank zu sein, und weil ich sie dringend bitten möchte, solche Leidenden, die zum Spielball wilder, für sie unkontrollierbarer Kräfte geworden sind, mit dem Rat ›Nimm dich zusammen!‹ zu verschonen«. Sie beschreibt die Qualen einer verwirrten Psyche, die aus der Wirklichkeit in eine Phantasiewelt abgedrängt worden ist. Wir hören Gründe für Episoden, die sich nicht logisch erklären lassen, zum Beispiel, warum sie die Äpfel vergrub und wieso sie die Obstschale in der Badewanne schwimmen ließ. Ihre höchst aufschlußreiche Schilderung führt uns den Fall vor, daß eine psychotische Patientin Menschen hört und sieht, die gar nicht anwesend sind, und daß sie nicht vorhandene Dinge riecht oder schmeckt; sie macht uns deutlich, daß bei psychisch Kranken alle fünf Sinne verwirrt sein können.

7 Nancys Bericht

Nancy, vierunddreißig Jahre alt, mit akademischem Abschluß in einer Top-Stellung, hat ihren Beruf zwischen ihren Schwangerschaften immer weiter ausgeübt. Von ihren vier Wochenbettpsychosen traten zwei in so schwerer Form auf, daß sie ins Krankenhaus mußte. Während ihrer letzten Episode sprach sie verblüffend gut auf Progesteron an. Dieses Kapitel hier ist ausschließlich ihrer Darstellung ihrer Erkrankung gewidmet. Um die gebotene Anonymität zu wahren, wurden Namen geändert und einige wenige Zeilen ausgelassen.

»Olivias Geburt war besonders traumatisch. Wegen der Steißlage des Kindes mußte ich sechseinhalb Wochen vor der Zeit durch Kaiserschnitt entbunden werden. Hinzu kam, daß ich eine innere Blutung hatte, und obendrein war Jason weit weg – in Edinburgh. Während ich auf den verständigten Gynäkologen wartete, hatte ich zum Zeitvertreib ein Buch aus der Bibliothek gelesen, in dem von einer übernatürlichen Erscheinung die Rede war, nämlich dem Besuch eines Verstorbenen. Vielleicht hat mein Unterbewußtsein das aufgenommen; als bei der Basisnarkose die Nadel in meinen Handrücken eindrang, sagte ich scherzhaft protestierend zum Anästhesisten, das Instrument sei kein Fabrikat der Firma meines Mannes, sondern von der Konkurrenz. Aber irgendwo tief in meinem Inneren hatte ich das Gefühl, daß ich vielleicht nie mehr erwachen würde. Eine einzige Gebetszeile fiel mir ein: ›Vater, in deine Hände lege ich meinen Geist.‹

Ich glaube, ich habe für den Eingriff sechs verschiedene Mittel bekommen, darunter einige Halluzinogene. In meinem Kopf drehte sich alles. Der Geist meines abgegangenen Kindes und der des Kindes, das meine Freundin verloren hatte, wetteiferten mit düsterem Flügelrauschen darum, in den Körper des Kindes einzudringen, von dem ich entbunden werden sollte. Den Moment, in dem Olivia zur Welt kam, empfand ich ganz deutlich als einen Peitschenhieb über mein Gehirn. Dann sah ich nichts mehr. Es war nicht so, daß ich nichts mehr *sah*, sondern mehr so, daß ich dieses Nichts völlig *erkannte*, und das erschreckte mich gewaltig. Normalerweise denkt man sich das Nichts als einen leeren Raum zwischen zwei Etwas, aber bei mir war es anders, nämlich ein so totales Nichts, daß es nicht einmal ein Gewahrsein seines eigenen Nichtdaseins war. Die Hölle zu kennen, mußte diesem *absoluten* Nichtdasein bei weitem vorzuziehen sein. Schmerz – Friede, Schmerz – Friede, das Leben selbst war nur noch eine schwingende Bewegung zwischen Schmerz und Frieden, und das Zentrum des Pendels war Ruhe und Ruhe war Tod. Mich begann der Gedanke zu beschäftigen, daß es in der Welt keine Schlechtigkeit mehr gab, denn wie konnte Positives (womit ich mich offenbar identifizierte) existieren, wenn nichts Negatives, ja überhaupt nichts existierte? Meine Schwägerin saß bei mir, als ich wieder zu mir kam, und sie kann meine große Aufregung und Verstörtheit bezeugen.

Nach drei Wochen kehrte ich nach Hause zurück, das Baby ließ ich vorerst in der Klinik. Ich konnte nicht schlafen und wanderte die ganze Nacht durch die Wohnung. Da ich nach der um zehn Tage verspäteten, aber ansonsten normal verlaufenen Geburt meines ersten Kindes genauso reagiert hatte, machten wir uns keine großen Sorgen. Damals ist das ungefähr sechs Wochen lang so gegangen (übrigens wie seinerzeit, als ich eine frühe Fehlgeburt erlitten hatte).

An jenem Sonntag abend brachte das Fernsehen eine Podiumsdiskussion über die Frage der zweiten Ehe, und ein anglikanischer Mönch, der aussah wie ein Heiliger, wurde nach seiner Meinung gefragt. Er äußerte sich kategorisch: Die Kirche billigt eine zweite Ehe nicht, sie wird es nie tun können. Damit war der Stab über mich gebrochen. Gott stieß mich zurück, ich mußte zur Hölle fahren und Jason mit mir. Auf diese Sendung folgte ein Dokumentarbericht über die jüdische Religion.

In der Nacht lag ich in meinem blauen Morgenrock auf dem Bett. Weil ich es so wollte, hatten Jason und ich unsere Plätze getauscht; er lag, friedlich schlummernd, auf meiner bisherigen Bettseite, während ich auf der seinigen auf dem Rücken schlief (ich wußte, daß ich *schlief*), gleichsam ein lebendes Opfer auf heidnischem Altar. Der Rabbi stand neben mir am Bett, beugte sich über mich. Er öffnete den Reißverschluß meines Morgenrocks und damit meinen Körper und blickte mir in die Seele. ›Wo sollen wir anfangen?‹ sagte ich flüsternd zu ihm. ›Fangen wir bei Bethlehem an‹, hörte ich ihn flüsternd antworten. (Ich habe herausgefunden, wie das vor sich ging: Ich flüsterte die Worte selbst im Schlaf.) ›Das ist aber komisch‹, flüsterte ich, ›mein Mann ist in Bethlehem geboren.‹

Ich erwachte. Ich drehte mich um und betrachtete Jason verwundert. Also war er Jesus Christus...

Während Jasons Abwesenheit kam meine Mutter, um auszuhelfen. Sie brachte Äpfel mit. Äpfel... der Sündenfall. Was auch geschehen mochte, wir durften sie nicht essen, sonst würden wir aus dem Garten Eden vertrieben werden. Heimlich nahm ich die Äpfel und vergrub sie eilends unter dem Flieder in der hintersten rechten Ecke des Gartens hinterm Haus. Ich wußte, uns drohte Unheil, und suchte in panischer

Angst nach dem Gegenmittel. Tod gegen Leben. Ich holte die Babytragetasche und stellte sie in die rechte Ecke des Wohnzimmers, schräg gegenüber vom Apfelversteck, und legte Charles Dickens' *Great Expectations* hinein.

Ich nahm das Baby und ging zu meiner Nachbarin hinüber, die, wie ich wußte, drei Zusammenbrüche erlebt hatte. Als ich auf die Straße trat, bewegten sich die Häuser in Wellen. Ich dachte: So kommt das Ende der Welt die Straße entlang, im Zickzack von einer Seite zur anderen springend. Ja, das war es, von Ken Lane Nummer 33 zu uns in Nummer 22, weiter zu Rita Simms, Nummer 44, und dann zu Morrisons in Nummer 11. ›Pam, ich habe panische Angst.‹ Sie setzte sich mit ihrem Psychiater in Verbindung und machte es offenbar dringend, denn er bestellte mich zu einem Termin zwei Tage später.

Kein Zweifel, das Verhängnis war die Sintflut. Jason war Noah. Ich rannte nach oben ins Badezimmer und ließ die Wanne vollaufen. Dann holte ich die Obstschale und setzte sie auf den Wasserspiegel; in die Schale tat ich Patricks Plastik-Bauernhoftiere und eine Walnuß. Die Nuß war ich; eine Nußschale, aber keine leicht zu knackende Nuß.

Jason hielt sich in Italien auf. Ihm war etwas zugestoßen, daran zweifelte ich keine Sekunde. Meine Nachbarin Pam fuhr mich zum Flughafen Heathrow, um Jason abzuholen. Die Ankunft schien tief unten drin zu sein. (In Wirklichkeit ist sie im Erdgeschoß, aber wir hatten den Wagen in Höhe des ersten Stockwerks geparkt.) Ich fürchtete mich davor, da hinunter zu müssen, jeder rauchte, auch Pam. Ich hielt es für die Hölle, wollte Jason aber unbedingt treffen, auch wenn mich tatsächlich eine Fahrt zur Hölle erwartete. Die Dienstmänner trugen schwarze Uniformen mit roten Streifen an Mütze und Revers. Natürlich, die Hölle, und sie waren die Handlanger des Teufels... Aber dann kam Jason durch die Sperre, wohlbehalten, völlig normal, und stutzte überrascht, als er mich sah.

Zwei andere Nachbarinnen fuhren mich zur Klinik, in die das Baby bereits zurückgebracht worden war, da ich mit der Kleinen eindeutig nicht fertig wurde. Nach meiner festen Überzeugung war die Kleine oder ich oder waren wir beide dem Tode ganz nahe, wenn nicht schon gestorben. Mir fiel ein: Das Kind ist ja noch nicht getauft! Entsetzlich! Sofort wollte ich das nachholen lassen. Jemand rief meine Schwester an. Totenbleich erschien sie...

Meine Nachbarinnen (alle echte Samariter) begleiteten mich zu meinem Termin bei dem Psychiater. Eine von ihnen versetzte mich in Angst (obwohl sie zu den liebenswertesten Menschen gehört, die ich kenne), weil sie unfruchtbar ist. Unfruchtbarkeit – das Ende der Welt, kein Leben mehr. Für die Frau mußte ich büßen, denn nach meinem Empfinden war

ihre Ehe unvollkommen. ›Sind Sie glücklich verheiratet?‹ fragte ich sie. ›Na ja, einigermaßen‹, antwortete sie.
Beim Weltuntergang durfte ich auf keinen Fall bloß in Begleitung einer Frau sein. Wäre ein Mann bei mir, könnten wir ein Kind haben, dann würde das Leben weitergehen. Vielleicht war es eine Falle und der Psychiater eine Frau? Ich weigerte mich, zu ihm hineinzugehen. Wir standen vor seiner Haustür in der Harley Street, und er kam zu mir heraus. Ich gab ihm nicht die Hand, so mißtrauisch war ich. ›Guten Tag‹, sprach er mich an. ›Guten Tag‹, sagte ich, ›wie geht es Ihnen?‹ (Er sah kreidebleich aus, wie neulich meine Schwester.)
›Danke, so lala‹, erwiderte er, ›nur mein investiertes Geld macht mir Kummer, die Grundstückspreise sind ja anscheinend ins Bodenlose gesunken.‹ Ein Grundstücksspekulant: Der Teufel! Ich machte auf dem Absatz kehrt und flüchtete. Meine Nachbarinnen eilten mir nach. Von der Heimfahrt weiß ich nichts mehr. Eine rief meinen Mann an. Ausgerechnet die unfruchtbare! Ich wollte nicht in ihrer Nähe bleiben.
Schließlich kam Jason und brachte mich nach Hause. Ich zog mich von Kopf bis Fuß weiß an und verlangte dasselbe auch von ihm. Ich wollte mit ihm richtig vermählt werden, wie es sich gehörte, obgleich unsere Kirche mich von sich wies, weil ich schon einmal verheiratet gewesen war. Ich ging hinunter in die Küche. Ich hatte vor, mich umzubringen, mir das Küchenmesser ins Herz zu stoßen. Mit Rotstift zeichnete ich mir drei Kreuze auf mein weißes Kleid, dort, wo das Herz sitzt.
Mein Schwager traf ein. Er trug ein blaues Hemd und Blue Jeans. Aber Blau war die Farbe des Wassers, er würde ertrinken! Er mußte doch Weiß tragen, die Farbe der Luft! Er solle wieder nach Hause gehen und sich umziehen, verlangte ich, aber er lehnte das ab. (Ich wurde die abergläubische Vorstellung nicht los, also gab ich ihm vorsichtshalber einen weißen Schlips als Hochzeitsgeschenk, damit, wie ich ihm erklärte, sein Kopf über Wasser bleibe, wenn es soweit sei.)
Wir waren in einem Korridor und folgten einem Psychiater. Er hatte eine Zigarette im Mund. ›Der gefällt mir nicht‹, bemerkte ich zu Jason. ›Geh nur mit ihm mit, er kümmert sich um dich‹, riet mir Jason. ›Aber er raucht!‹ protestierte ich. ›Nein, ich rauche nicht‹, sagte er und steckte die brennende Zigarette in die Tasche. (Später habe ich ihn danach gefragt. Es war keine Zigarette gewesen, sondern ein Kugelschreiber.) Ein gut aussehender Farbiger nahm mich in Empfang.
›Ich freue mich, daß Sie es sind‹, sagte ich, ›denn ich glaube an ...‹ ›An die Brüderlichkeit aller Menschen?‹ ›Ja, genau!‹ Herzlich schüttelte ich ihm die Hand.
Ich erwachte in einem fremden Zimmer, erinnerte mich an nichts mehr. Ich blickte aus dem Fenster. Der Ort sah mir nach einem Kloster aus (die

Propstei Roehampton). Also war ich *doch* tot! Aber wo: Im Himmel oder in der Hölle? Waren die Schwestern Engel oder Teufel?
Ich bekam eine spezielle Schwester zugeteilt, eine Chinesin namens Sue. Hilfe! Ich war Gott und an allem schuld! Aber als Gott der Herr mußte ich ja wohl Macht besitzen, und um die zu erproben, warf ich Sue meine Medizin an den Kopf. ›Warum hast du das getan?‹ fragte Jason, der neben meinem Bett stand. ›Weil ich dachte, ich bin Gott.‹
Die Farbe der Tagesdecke war von größter Bedeutung, ich mußte auf die richtige Reihenfolge achten. Eine Tagesdecke lag auf dem Bett, drei weitere befanden sich im Schrank. Rot: Uranfang, Feuer usw. Braun: Schlamm, keimendes Leben. Dann Blau: Himmel, Leben, frei. Und nun Gelb: Sonne, letztendliche Erlösung? Immer wieder ging ich es durch.
Ich schaute aus dem Fenster. Draußen stand Jason mit dem Rücken zu mir, er unterhielt sich mit zwei Leuten. Er sah älter aus. Man hatte inzwischen das Kind zu mir aufs Zimmer verlegt. Also waren das Kind und ich tot, und wir hatten hier einfach gewartet, während die Jahre verstrichen, und schließlich war auch Jason gestorben und zu uns gekommen. Er war älter als bei unserer letzten Begegnung, aber egal – wir waren verheiratet und ich liebte ihn. Jetzt hin zu ihm. Ich nahm das Baby und lief hinaus in den Garten. Als ich näherkam, drehten sie sich um. Es war nicht Jason, sondern ein Gärtner. ›Na, suchen Sie was Bestimmtes?‹ Wortlos ging ich wieder weg.
Meine Psychose nach Olivias Geburt wurde mit Elektroschock, Drogen und psychoanalytisch behandelt. Man riet mir von weiteren Geburten ab; es dauerte sechs Monate, bis ich glaubte, ich könne mich dem Leben erneut zuwenden, und ein ganzes Jahr, bis meine alten Kräfte und mein Interesse am Leben wiederkamen. Nach meiner Heimkehr aus der Klinik brachte ich meistens nichts weiter fertig, als apathisch auf dem Wohnzimmersofa zu sitzen. Selbst den Besuch einer meiner besten Freundinnen empfand ich als eine so große Anstrengung, daß ich einen kräftigen Schluck brauchte, und mir zitterten die Hände, bis sie ging.
Als wir merkten, daß ich wieder schwanger war, vermittelte mir der ›National Childbirth Trust‹ eine Endokrinologin. Ich hatte eigentlich zu einem Psychiater mit dem Spezialgebiet Wochenbettpsychosen überwiesen werden wollen, aber sie sagte mir, das sei nicht nötig. ›Sie haben kein psychisches Problem, sondern ein hormonelles, und das werden wir mit Hormonen behandeln.‹
Es funktionierte. Ich mußte mich zwar immerzu bemühen, klaren Kopf zu behalten, ich konnte nicht schlafen und schob mein Krankenhausbett ans Fenster, um nachts die frische Luft zu atmen, ich hatte gegen Anwandlungen von Klaustrophobie zu kämpfen – aber ich drehte nicht durch. Soweit ich mich erinnere, kriegte ich noch rund fünf Wochen lang

Hormonspritzen, etwas über den Zeitpunkt hinaus, zu dem das Baby hätte kommen sollen. Wieder wurde es eine Frühgeburt, diesmal vier Wochen vor der Zeit.
Ich stillte den Kleinen sieben Monate. Es wird mir wohl immer schleierhaft bleiben, wieso wir außer acht ließen, daß das Entwöhnen für meinen Organismus wieder eine hormonelle Umstellung bedeutete. Jedenfalls reduzierte ich die Stillzeiten innerhalb von drei Tagen von fünf auf drei, weil ich plötzlich meinte, ich hätte den Jungen nun schon zu lange gestillt. Und gleich fing's an. Ich wußte, daß ich abrutschte, und wollte es Jason ja sagen, aber ich kämpfte und kämpfte, immer in der Hoffnung, es doch noch zu schaffen wie nach der Entbindung. Heute führe ich das Desaster eher auf Stolz in Verbindung mit Angst vor dem Abgelehntwerden zurück. Sollte es mir noch einmal passieren, so werde ich hoffentlich so bescheiden sein und soviel Vertrauen in das Mitgefühl anderer haben, daß ich früher um Hilfe bitte.
Kurz vor meinem Zusammenbruch gingen wir zu einem Maskenball im Hurlingham Club. Ich spürte immer stärker eine drohende Gefahr, konnte die Furcht aber noch beherrschen. Jason trug seinen weißen Smoking (wieder ein Christussymbol), und am Eingang reichte man mir eine rote Maske. Ich hätte sie beinahe zurückgewiesen, weil sie mir einen diabolischen Zug verlieh, doch dann erkannte ich die hintergründige Logik. Gott und der Teufel, die höchste und einzige unauflösbare Ehe, einer den andern ins Leben rufend. Zusammen, glaubte ich, seien wir sicher. Nach einigem Hin und Her wegen der Sitzordnung wurden wir zu Tisch 11 geleitet (die 11 gilt in der Glaubenswelt mancher Volksstämme als Zahl mit mystischen Kräften). Der Mann, dem man irrtümlich Tisch 11 zugewiesen hatte, bekam einen anderen Platz. Er hieß *Mr. Slaughter* – Herr *Blutbad!* Wir waren ihn los, also würden wir einem Gemetzel entgehen. (Wer kann wissen, ob bei diesem Zufall nicht doch ein göttlicher Humor gewaltet hat?)
Den letzten Anstoß zu meinem Zusammenbruch gab dann die vorletzte Episode von Dickens' *Our Mutual Friend* im Fernsehen. Die Schreie, als der abscheuliche Lehrer den Mordanschlag auf den jungen Helden verübte, gingen mir durch Mark und Bein. Wie angewurzelt stand Lizzie da. ›Warum rennt sie nicht zu ihm, warum hilft sie ihm nicht?‹ fragte ich Jason. ›Sie ist gelähmt vor Angst.‹
In der Nacht quälten mich im Schlaf schreckliche Träume. Man gab mir drei Eier aus dem Kühlschrank (meine drei Kinder). Was war zuerst da, die Henne oder das Ei? Menschenfleisch, das schmeckt wie Huhn, das Ende der Welt, jeder will jeden fressen, alle fallen übereinander her – nein, nein, schnell verstecken, unter den Tisch! Nicht doch, besser raus aufs Land, hörst du mich, du und ich werden beisammen bleiben, ich freß

dich nicht, wenn du mich nicht frißt, komm wir bringen uns vor diesen gefräßigen Mäulern in Sicherheit, *nein, nein*, sie haben meine Füße gepackt (ich strampelte unter den Decken, um Füße und Beine zu befreien). *Nein! Nicht!* Ich schrie, aber kein Ton kam heraus. Ich war gelähmt. Jason lag mit dem Rücken zu mir an meiner Seite. Warum hilft er mir nicht? Weil er schläft, außerdem kann er dich sowieso nicht hören. Dann spürte ich, wie der Sand von meiner Taille abwärts wegrutschte, und mir war, als führe ich von unten her wieder in meinen Körper ein, wie aus dem Grabe auferstehend.

Klatsch, klatsch, klatsch. Draußen, auf der Straßenseite gegenüber, wurde jemand unglaublich grausam ausgepeitscht. Ich zählte dreißig Hiebe. Es war also abermals Jesus Christus.

›Schon gut, ja, ich vergebe mir, nur bitte‹, flehte ich, ›bitte verlang nicht von mir, daß ich ohne dich leben soll!‹

Unsanft wurde ich plötzlich in meinen Körper zurückgeschleudert. Ich erwachte in ihm, schweißgebadet. Ohne wen? Was war passiert? Ich schluchzte, fühlte mich aber irgendwie erleichtert, etwas war überstanden. Ich betrachtete Jason neben mir. Anscheinend wollte ich nur eines: Mit ihm zusammensein dürfen. ›Verlang nicht von mir, daß ich ohne dich leben soll.‹ Ja, ich würde schon zurechtkommen, solange er da war.

Am nächsten Tag reiste Jason nach Italien. Während seiner Abwesenheit drängte es mich unwiderstehlich, mir endgültig Klarheit zu verschaffen. Ich las ein Buch über das Tabu, daß man nicht wissen soll, wer man ist. Als Jason zurückkehrte, war die Psychose schon zu weit fortgeschritten und nicht mehr abzuwenden. Ich wollte ihm die Dinge erklären. ›Ich kenne die *Wahrheit*‹, schluchzte ich. ›Welche Wahrheit?‹ ›Hier ist nur einer von uns vorhanden. Du bist ich und ich bin du. Das Selbst ist überall, ihm kann man nicht entfliehen, nur immer das Selbst, allenthalben, du magst dich drehen und wenden, wohin du willst.« Er holte den Arzt.

In meinem Kopf tönten Stimmen. Die eine schluchzte und flehte in meinem Hinterkopf, dabei schien sie immer mehr anzuschwellen. Die andere sprach Mut zu, tröstete, schien der schluchzenden Stimme durch die Qual hindurchzuhelfen. Aber ich berichtete dem Arzt nur von der schluchzenden Stimme. Sie sagte: ›Mammi, Mammi, du hast versprochen, du wirst dich um mich kümmern, und nun läßt du zu, daß sie mich fressen!‹

Man brachte mich sofort in die psychiatrische Abteilung am St. Mary's Hospital. Jason und die Endokrinologin hatten eine fürchterliche Auseinandersetzung mit den Zuständigen in der Klinik, weil man mir keine Hormonspritzen geben wollte. Schließlich war man einverstanden, aber nur unter der Bedingung, daß ich mich gleichzeitig ihrer hauseigenen Arzneimitteltherapie unterzog. Die Beschaffung des Hormonvorrats dauerte drei Tage. Durch die Injektionen besserte sich mein Befinden so rasch, daß alle staunten. Nach zwei Wochen wurde ich ohne Medikation entlassen, und nachdem ich mich anschließend noch eine ganze Woche lang normal gefühlt hatte, nahm ich meine Arbeit wieder auf – Energie: normal; Denken: normal; Libido: normal. Man vergleiche das mit den sechs bis zwölf Monaten, die ich gebraucht hatte, um die erste Episode hinter mich zu bringen!

Noch in der Klinik sah ich zweierlei, was in der Wirklichkeit, wie wir sie zu kennen glauben, unmöglich präsent gewesen sein konnte. Zuerst Jason. Er war in der Station nebenan und winkte mir fröhlich zu, als er um eine Ecke verschwand. Ich wollte ihm nach, die Schwestern ließen mich nicht. Daraufhin machte ich einen derartigen Spektakel, daß sie mich durch die Doppeltüren in jene Station führten, damit ich mich selbst davon überzeuge, daß er nicht dort war. Er sei nicht im Hause, er gehe ja seinen Geschäften nach, aber zur Besuchszeit werde er kommen.

Das andere Mal waren es zwei Sonnen am Himmel. Ich stand am Fenster und beobachtete sie fasziniert, denn ich wußte: Sobald sie miteinander verschmelzen, geht die Welt unter. (Verschmolzen sie oder nicht? Ich weiß es nicht.) Das Beunruhigendste, und völlig unerklärlich obendrein, aber waren die Stimmen draußen vor dem Fenster, die leise klagten: ›*Nein! nein!*‹

Äußerster Schmerz oder äußerste Ekstase? Ich war mir nicht sicher. Und der *Geruch*, auf den ich *immer wieder stieß*. Es roch nach verbranntem Fleisch. Ich wich immer sofort zurück, aber er schien mich förmlich einzukreisen. Sobald ich ihn wahrnahm, überfiel mich die Angst, daß ich jemanden verbrannte. Jedesmal fragte ich eine Schwester: ›Dieser *Geruch!* Was ist das bloß?‹ Und stets hieß es: ›Welcher Geruch? Ich rieche nichts.‹

Am zweiten Tag (glaube ich) saß ich verstört und verschreckt in der Kantine. Da kam einer vom Bedienungspersonal zu mir und murmelte: ›Ihr Herrgott ist hinter Ihnen, er ist neben Ihnen, er ist vor Ihnen, fürchten Sie sich nicht.‹ Spanischer Kellner, wo immer du sein magst, Gott segne dich für diese Worte! Sie gaben mir Halt und Hoffnung.

Ich lag auf meinem Bett. Mein Kopf und mein Körper waren zwei verschiedene Menschen. Mein Körper war völlig schlaff (die Medikamente?). Mein Kopf schien mit der Sonne in direktem Sprechkontakt zu stehen, und alles, was gesagt wurde, war: ›Der Lebenswille, der Lebenswille, der Lebenswille ...‹

Als ich so dalag, flatterte etwas in meinem Körper auf, prallte gegen die

Wände seines Gefängnisses und wollte hinaus. Bald war es über meinem Magen, bald an meiner Schulter, bald unter meiner rechten Brust. *In mir* krähte ein Hahn dreimal (die Verleugnung des Petrus!), und wo er krähte, schauderte mein Fleisch. (Muskelzucken? Magenglucksen?) Plötzlich wurde in meinem Kopf ein Schalter ausgeknipst, einfach so: Knack! und ich stand auf. Was immer es war in meinem Körper, es wollte durch meinen Mund ausfahren und mich von innen nach außen umkrempeln. Ich mußte es um jeden Preis in mir behalten! Mit meinem Gürtel band ich mir den Hals ab. Erschrocken stürzte die Schweser herbei, um mir in den Arm zu fallen (›Sie tun sich ja weh!‹). Doch dann ließ es nach und ich hörte auf. Mein Gesicht glühte, mein Kopf und mein Körper aber waren noch immer zwei verschiedene Wesen, und mein Körper fühlte sich wohl. (Frage: Haben Sie das Gefühl, daß es Ihnen die Eingeweide zerfrißt? Woher wußten Sie das, Professor Priester? *Das* werde ich weder zulassen noch zugeben!)
Ich glaubte, daß sie Jason von mir fernhielten und mit ihm und den Kindern etwas Schreckliches geschah. Ich schmiedete Fluchtpläne. Erst versuchte ich mit einem Kissen, die Fensterscheibe einzudrücken. (Vergeblich: Panzerglas.) Dann besorgte ich mir Sues Schere und probierte, ob ich das Fenster abschrauben konnte. Aussichtslos. Dann packte ich einen Kleiderbügel aus Draht, hielt ihn wie einen Haken und wollte mir den Weg nach draußen freikämpfen. Die erste Schwester, die mich sah, nahm mir das Ding einfach weg (es zu benutzen brachte ich denn doch nicht fertig). Schließlich sagte ich mir: Da hilft nur eins, du mußt deinen Verstand gebrauchen. Der diensttuende Krankenpfleger war ein Farbiger. Ich schrie ihn an: ›Lassen Sie mich hier raus! Ich habe eine Puppe zu Hause, *Sie* wissen sehr gut, was ich meine, der werde ich eine Nadel in die *Kehle* stecken! Ich bin die *Mächtige* mit den *Kräften!* Und wenn ich oben bin, werde ich über *Sie* Bericht erstatten und sagen, Sie wollten mich nicht *rauslassen!*‹
Ein ganzer Trupp Schwestern kreiste mich ein (wie Glucken, fand ich). Zuerst hatten sie anscheinend Angst, mich anzufassen, aber schließlich schafften sie mich doch auf mein Zimmer. (Eine farbige Schwester, vom Typ Neger-Mammi, brummte immerzu: ›Huh! Was glaubt sie denn, wer sie ist!‹ Als ich ein paar Tage später an ihr vorbeiging, sagte sie zu einer Kollegin über mich: ›Huh! Die sollte sich mal waschen, damit der *Gestank* weggeht!‹ – was mich, da ich damals schon einigermaßen bei Verstand war, erstaunte, aber auch amüsierte.)
Eine sehr nette junge Ärztin erschien. Sie schwitzte richtig.
›Warum haben Sie Angst vor mir?‹ fragte ich sie. Wie ein in die Enge getriebenes Tier stand ich auf meinem Bett. Ich hatte vor, sie mit ihrer goldenen Halskette zu erwürgen, brachte es dann aber doch nicht übers

Herz, zudem wäre es sinnlos gewesen – ich allein gegen so viele. ›Sie wollen mir weh tun! Sie wollen mir was antun!‹ ›Aber nein, überhaupt nicht, ich werde Ihnen bloß eine Beruhigungsspritze geben, das tut gar nicht weh, es piekst nur ein bißchen ...‹
Ich befand mich im Nachthemd auf der Straße, ohne Hausschuhe. Es war kalt. Ich sah einen Lastwagen mit Säcken drauf und dachte mir: Wenn ich in so einen Sack steige und hüpfe, bleiben meine Füße warm. Mühelos, so schien es mir jedenfalls, schwebte ich auf den Lkw und nahm mir einen Sack. Dann hopste ich los.
Ein Abschleppwagen mit einem Auto am Kran näherte sich. Ich hielt ihn an. ›Sie müssen mir helfen, bringen Sie mich nach Hause zu meinem Mann.‹ ›Na, ich weiß nicht, Schätzchen, da müssen wir wohl erst den Direktor fragen, der bestimmt das.‹ Sie fuhren weiter, aber dann schien es sich zu wiederholen, und sie waren wieder da.
Natürlich klingt das wie ein Traum, aber es ist wirklich geschehen, ich bin aus dem Krankenhaus tatsächlich auf die Straße entwichen. Niemand kann sich erklären, wie ich es geschafft habe, vollgepumpt mit Valium und anderem Zeugs. Jedenfalls gab es einen Beweis – die braunen Flecken von dem Sackleinen an meinen Fußsohlen.
Ich hatte den Eindruck, daß das Krankenhaus unter elektrischer Spannung stand. Es mußte dort doch ziemlich viel elektrostatische Aufladung geben von all den Elektroschocks, mit denen Patienten behandelt werden, und von den erbarmungslosen Bohnermaschinen, die jeden Tag herumrutschen dürfen, um die bösen Keime einzuschüchtern. Im Aufnahmebereich brummte mir der Schädel immer so sonderbar. Einmal goß ich mir unabsichtlich etwas Wasser auf den Leinwandschuh, und mir schien, dadurch nahm mein Ballen Elektrizität auf. (Wenn ich heute darüber nachdenke, glaube ich eher, daß ich davon Rheumatismus bekommen habe.)
Mehr Stimmen. Wieder eine schluchzende (diesmal zerknirscht) und eine tröstende. Die schluchzende Stimme setzte ich mit mir selbst gleich, die tröstliche mit Jason. Ich weiß nicht, ob die Gespräche nun wirklich oder nur in meiner Einbildung stattgefunden haben. Ich weiß nur, daß ich dort unten am Boden des tiefen Schachtes Trost und volles Verständnis fand. Ich glaube, daß er tatsächlich da war, als ich sagte: ›Ich werde mich umbringen müssen, es ist meine Pflicht‹, und er antwortete: ›Wenn das so ist, Liebling, kann ich dich nur ganz demütig bitten: Tu es nicht, die Kinder und ich brauchen dich ...‹
Ich habe mich rasch und vollkommen erholt, und unser heißester Wunsch ist, daß wir so etwas nicht noch einmal durchmachen müssen. Nie werde ich den Anblick vergessen, als Jason mir nach diesen zwei Wochen das Baby brachte. Er sah aus, als hätte er mit seinem letzten Quentchen Kraft die oberste Stufe erreicht und müsse gleich zusammenbrechen.«

Soweit Nancys erschütternde Schilderung einer Krankheit, die zum Glück selten ist. Ihr Bericht zeigt uns die Auswirkungen auf ihren Mann, dessen Verhalten man durchweg nur bewundern kann. Ein nicht nur für Nancy, sondern auch für künftige Leidensgenossinnen erfreuliches Detail ihrer Erfahrung ist die Tatsache, daß sie sich im Zuge der Behandlung mit Progesteron »rasch und vollkommen erholt« hat.
Im nächsten Kapitel wollen wir uns mit dem Verlust des Sexualdrangs befassen, zu dem es oft nach einer Depression, aber nicht unbedingt infolge einer postnatalen Depression kommt. Dieses Problem kann eine bis dato glückliche Ehe ernstlich gefährden.

8 Heut abend bitte nicht, Liebling

Eine ähnliche Bemerkung – »Heute abend nicht, Josephine« – wurde Napoleon zugeschrieben und als klassischer Fall von Ablehnung nächtlicher Bettlust betrachtet. Wenn wir all den Berichten glauben können, hatte Napoleon triftige Gründe für diese Enthaltsamkeit; allerdings waren seine Motive ganz anderer Art als diejenigen, welche wir hier erörtern wollen.

Ein befriedigendes Geschlechtsleben sei »der Mittelpunkt einer guten Ehe«, heißt es, und obwohl akzeptiert ist, daß es eine glückliche Ehe auch ohne sexuelle Aktivität geben kann, dürfen wir die Augen nicht vor der Tatsache verschließen, daß vollkommene sexuelle Erfüllung die eheliche Verbindung festigt und bereichert, da sie starke Bande des Vertrauens und der Treue knüpft. Beide Partner brauchen die Zufriedenheit und völlige Entspannung, die das Erleben echten sexuellen Lustgewinns schenkt.

Bei Frauen kommt es durch die Geburt eines Kindes manchmal zu einem sexuellen Desinteresse, das der Ehemann als problematisch empfindet, wenn seine sexuellen Wünsche ungemindert fortbestehen. Solches Verschwinden der Libido bei der Frau kann die Folge einer postnatalen Depression sein, aber ebensogut Ursachen haben, die nicht mit einem solchen Stimmungstief nach der Entbindung zusammenhängen, und deshalb werden wir dieses Thema im vorliegenden Kapitel gesondert behandeln.

Für viele Ehefrauen gibt es keine schlimmere Kränkung als die, daß der Mann sie als »frigide« oder »eiskalt« bezeichnet. Aber der Mangel an sexuellem Luststreben prägt sich sehr unterschiedlich aus. Da ist die Frau, die schon zurückzuckt, wenn sie ihren Mann die Wohnungstüre aufschließen oder durch den Korridor kommen hört. Manche Frauen lassen sich nicht einmal einen flüchtigen Kuß gefallen oder den Arm um Schulter oder Taille legen, sondern zeigen unmißverständlich, daß sie vorerst jede sexuelle Aktivität ablehnen. Andere wiederum genießen Küsse, Liebkosungen, Zärtlichkeiten, ja Vorspiel voll und ganz, wünschen sich aber – unrealistischerweise –, daß es damit sein Bewenden haben möge. Vielleicht haben sie Schmerzen beim ganz intimen Kontakt oder fühlen sich der Frustration, die das Ausbleiben von Klimax oder Orgasmus mit sich bringen könnte, nicht gewachsen.

Ärzte und Eheberater hören oft Geständnisse wie: »Meine Libido ist zur Zeit gleich Null« und: »Seit der Geburt unseres jüngsten Kindes läuft bei

uns sexuell nichts mehr.« Dem Geburtshelfer begegnet dieser Libidoverlust im Rahmen seiner Tätigkeit genauso selten wie eine postnatale Depression, weil er die übliche Untersuchung der Patientin nach der Entbindung zu einem Zeitpunkt durchführt, der vor der Wiederaufnahme der sexuellen Aktivitäten und vor dem Erscheinen der postnatalen Depression liegt. In vielen Büchern über das Kinderkriegen wird dem Paar zu sexueller Enthaltsamkeit bis zum Abschluß der Untersuchung nach der Geburt geraten, was bedeutet, daß der Geburtshelfer für das Problem dann »nicht mehr zuständig« ist. Der Koran verbietet Sex nach der Entbindung oder nach einer Fehlgeburt, bis die Puerperalperiode vorüber ist, die nach Auffassung der Moslems maximal sechs Wochen dauert. Häufig ist es so, daß dem Hausarzt einige Monate nach der Geburt des Kindes Mitteilung über den Libidoverlust gemacht wird und daß er daraufhin therapeutische Maßnahmen ergreift, ohne einen Psychiater hinzuzuziehen. So kann es nach dem Verschwinden der Libido ziemlich lange dauern, bis die Frau in psychiatrische Hände kommt, und dann ist es oft zu spät für eine rasche Lösung ihrer Probleme, ein Umstand, der dem Psychiater die Arbeit sehr erschwert. Manchmal hatten die Frauen vor der Schwangerschaft bereits eine nicht stark ausgeprägte Libido und haben nun überhaupt kein Interesse mehr an Sex.
Wenn vor der Schwangerschaft sexuelle Erfüllung die Regel war, kann die Ursache des Libidoverlustes nach der Geburt des Kindes einem der folgenden vier Bereiche zugeordnet werden: postnataler Depression, psychischen, hormonellen oder organischen Ursachen.

Postnatale Depression

Libidoverlust kann, daran wird heute nicht mehr gezweifelt, durch Depression bedingt sein, gleichviel, ob es sich um die typische depressive Erkrankung oder um die postnatale Depression handelt. Er ist ein Symptom, das dann mit der Depression verschwindet. Schon eine milde Erschöpfung nach der Niederkunft ohne ausgeprägte Depression verhindert bei einer Ehefrau manchmal das Aufkommen sexueller Erregung. Zwei Ehemänner erklärten:
»Marion schläft tagsüber leicht ein und ist immer im Bett – sie schwebt auf ihrer eigenen Wolke, und Sex findet nicht statt.«
»Pat ist unfähig zum Verkehr und steckt überhaupt in einem Sumpf von Trübsal, was ihr ganzes Leben und das eines jeden in ihrer Umgebung in Mitleidenschaft zieht.«
Rosalind sagte über ihren durch postnatale Depression bedingten Zustand der Verwirrung: »Gerade wenn sich mein Geschlechtstrieb am

stärksten meldet, verweigere ich mich meinem Mann und stürze mich zum Ausgleich in irgendeine unmögliche Affäre.«
Auch die Behandlung einer Depression mit manchen Antidepressiva kann zum Erlöschen des sexuellen Interesses führen, doch wenn Depression die Ursache des sexuellen Problems ist, werden Geschlechtslust und sexuelle Aktivierung wieder in vollem Umfang erlebbar, sobald die Depression abklingt.

Psychische Ursachen

Die Geschlechtslust kann sich bereits in den Anfangswochen der Schwangerschaft verringert haben, vor allem, wenn es sich um eine nicht gewollte Schwangerschaft handelt, deren Abbruch erwogen oder diskutiert wird. Abermals können frühe Schwangerschaftsbeschwerden wie morgendliche Übelkeit, Verstimmung, Müdigkeit oder Kopfschmerzen das sexuelle Interesse dämpfen. Wenn bei der Frau früher Empfängnisschwierigkeiten aufgetreten waren oder wenn sie Fehlgeburten erlebt oder befürchtet hatte, oder wenn sie in den ersten Wochen plötzlich eine Blutung bekam, ist dem Paar vielleicht zu Enthaltsamkeit in den Anfangsmonaten der Schwangerschaft geraten worden. Viele Paare nehmen diese Empfehlung zu ernst und verzichten die ganzen neun Monate lang auf Sex. Andere Paare finden, daß die schwangerschaftsbedingten Veränderungen der weiblichen Figur den Verkehr in der gewohnten Position erschweren, und unterlassen ihn bis zum Ende der Schwangerschaft gänzlich, statt es mit anderen Positionen zu versuchen. Wenn das Paar geraume Zeit Enthaltsamkeit geübt hat, kommt es vor, daß die sexuelle Aktivität erst lange, nachdem der ursprüngliche Grund für den zeitweiligen Verzicht entfallen ist, wieder auflebt.
Dann sind da die Frauen, die die Schwangerschaft als schwierig oder die Wehen als entsetzlich empfunden haben und nun auf gar keinen Fall wieder schwanger werden wollen – »Nie mehr – nein – nie mehr!« Sie bringen vielleicht das Argument vor, sie hätten in der Klinik Frauen gesprochen, die trotz Anwendung guter Verhütungsmittel schwanger geworden seien. Diesen Frauen muß man helfen, zu einer anderen Verhütungsmethode Vertrauen zu fassen. Nicht ratsam ist die Dauersterilisation eines Partners in der Hoffnung, sobald garantiert keine Schwangerschaft mehr zu befürchten sei, werde das sexuelle Interesse wiederaufleben. Der Libidoverlust kann nämlich andere Ursachen haben, und zwar solche, gegen die drastische, irreversible Maßnahmen dieser Art nichts ausrichten und daher auch nicht ergriffen zu werden brauchen.
Es kann sich um Eifersucht auf das Baby handeln – zum Beispiel bei einer

Frau, die das Gefühl hat, daß das Kleine sie zeitlich zu sehr in Anspruch nimmt oder im Leben ihres Mannes eine zu große Rolle spielt. Oder sie verdächtigt ihren Mann, daß er eine Liebschaft hatte, während sie in der Klinik lag und das Baby bekam.

Hormonelle Ursachen

Bei der Geburt des Babys vollziehen sich im mütterlichen Organismus jähe und enorme Veränderungen des Hormonspiegels. Der Körper der Mutter muß sich auf ungewohnte Mengen von chemischen Stoffen im Blut einstellen, und das fällt ihm manchmal schwer. Besonders die Hormone Prolaktin, Östrogen, Progesteron und Testosteron fallen hier ins Gewicht. Sie alle sind am Entstehen des Sexualdrangs beteiligt. Wie bereits erwähnt, müßte der Prolaktinspiegel nach dem Abstillen normalerweise wieder auf sein Vorschwangerschaftsniveau absinken. Ist er nach dem Abstillen immer noch erhöht, dämpft dies die Libido merklich. Zum Glück kann man diesen erhöhten Prolaktinspiegel leicht durch eine Blutuntersuchung feststellen und mit Bromocriptin-Gaben von täglich 1 bis 2 Tabletten korrigieren. In solchen Fällen bewirkt Bromocriptin binnen Wochen das Wiederauftreten normaler Geschlechtslust. Letztere kann zeitweilig sogar übermäßig stark sein, bis sich der Hormonhaushalt wieder normalisiert hat.
Gelegentlich kann es, auch ohne daß eine postnatale Depression vorliegt, während der hormonellen Umstellung nach der Entbindung zu einem Testosteronmangel kommen. Ja, Frauen brauchen täglich eine kleine Menge des männlichen Geschlechtshormons Testosteron, ebenso wie die Männer täglich eine gewisse Menge an Östrogen benötigen. Ist der niedrige Testosteronspiegel für den Libidoverlust verantwortlich, dann läßt sich diesem Problem gewöhnlich bereits durch eine kurzzeitige Testosterongabe Abhilfe schaffen. Und liegt ein echtes Testosterondefizit vor, besteht auch kein Grund zur Besorgnis wegen einer möglichen Virilisierung, das heißt Vermännlichung. Seltener liegt die Ursache in abnormen Östrogen- oder Progesteronspiegeln, die sich mit Hilfe von Blutuntersuchungen feststellen und durch die Verabreichung des entsprechenden Hormons wieder korrigieren lassen.
Manchmal sind es die Hormone in der Pille, welche die Gleichgewichte im Organismus stören und zu Libidoverlust führen. Das läßt sich durch Umstellung auf ein anderes Verhütungsmittel zum Glück leicht beheben.

Organische Ursachen

Nach der Geburt ihres ersten Kindes fragte Sheila: »Nun habe ich neun Monate gewartet und bin so wundervoll belohnt worden – aber warum habe ich keine Lust auf Sex? Ist meine Vagina jetzt anders? Wieso habe ich mich verändert?«

Die Antwort auf diese Frage ist, daß während der Geburt des Kindes in der Scheide der Mutter viele Veränderungen vor sich gehen. Wir werden uns das besser vorstellen können, wenn wir zunächst einmal die Veränderungen in der Scheide beim Orgasmus betrachten. Eine normale Scheide erstreckt sich als ein gerader Schlauch vom Scheidenvorhof bis zum Gebärmutterhals, der in sie hineinragt. Beim Geschlechtsverkehr wird der Penis in die Scheide eingeführt. Im Orgasmus weitet sich das obere Ende der Scheide und das untere Ende zieht sich rhythmisch zusammen.

Schauen wir uns nun die Veränderungen während der Wehen bei einer natürlichen Entbindung an. Durch die Zusammenziehung der Gebärmutter dehnt sich der Muttermund. Vorher nur knapp so breit wie ein Strohhalm, dehnt sich der Muttermund in den Wehen so weit, daß ein Babykopf – dessen Durchmesser rund zehn Zentimeter beträgt – passieren kann, wobei die Scheide als solche verschwindet (Abb. 4 und 5). Wenn der Kopf des Kindes plötzlich mit starkem Druck austritt, kann die Haut oder Scheidenwand reißen. Auch bei einer anscheinend normalen Entbindung kommt es unweigerlich zu einem Zervixriß, der jedoch nicht genäht werden muß.

Der Geburtsmechanismus ist erstaunlich. Innerhalb sehr kurzer Zeit normalisiert sich die Anatomie, die Zervix zieht sich zusammen, und die Gebärmutter, die Baby, Fruchtwasser und Plazenta umschlossen hatte, wird binnen sechs Wochen wieder fast (wenn auch nie mehr ganz) so klein, wie sie vor der Schwangerschaft war.

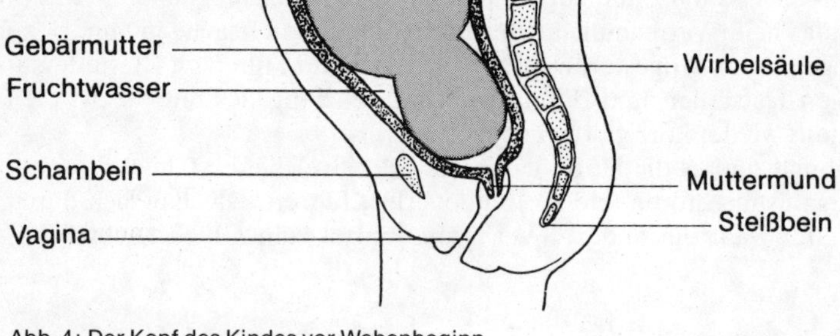

Abb. 4: Der Kopf des Kindes vor Wehenbeginn

Dies geschieht bei einer normalen natürlichen Entbindung. Aber manchmal muß man dem natürlichen Ablauf etwas nachhelfen und den Kopf des Kindes mit Instrumenten – z. B. mit der Zange – herausholen. Es kann auch ein Riß auftreten, der nicht ungenäht bleiben darf. Eine Entzündung oder gar eine Infektion in diesem Nahtbereich kann sehr schmerzhaft werden. Die Geburt ist ein traumatischer Prozeß mit massiven Größen- und Lageveränderungen der beteiligten Organe, und mitunter sind nach dem Abschluß des Geburtsvorganges die für den Orgasmus wichtigen Nerven so geschädigt, daß sie gar nicht mehr oder nur sehr langsam heilen. Wenn darin die Ursache des Libidoverlusts vermutet wird, sollte man der Frau raten, normale sexuelle Aktivitäten wieder aufzunehmen, damit die Heilung gefördert wird.

In anderen Fällen haben Frauen beim Verkehr vielleicht Schmerzen, die sie vor der Schwangerschaft nicht gekannt haben. Bei der Penetration können Schmerzen dieser Art auftreten, wenn der Eingang durch Naht versorgt werden mußte und dadurch zu eng oder so unelastisch geworden ist, daß er sich nicht mehr dehnt. Hier handelt es sich jedoch um eine vorübergehende Unannehmlichkeit, die bei normaler sexueller Aktivität bald verschwindet. Manchmal entsteht der Schmerz auch einfach durch die Angst, daß die Penetration weh tun werde.

Schmerzen der Frau bei den Penisstößen des Mannes können von einer Infektion im Beckenboden, in der Blase oder in der Scheide herrühren. Das Problem ist in einer umfassenden gynäkologischen Untersuchung präzis zu klären. Wenn die Infektionsquelle richtig behandelt wird, verschwinden mit der Infektion auch die Schmerzen.

Manche Frauen empfinden das Prickeln gewisser schäumender schwangerschaftsverhütender Pessare als luststeigernd. Man sollte das auf jeden Fall ausprobieren. Das Ausbleiben der Geschlechtslust ist für eine Frau, die früher volle sexuelle Erfüllung gefunden hat, eine Tragödie; wenn es

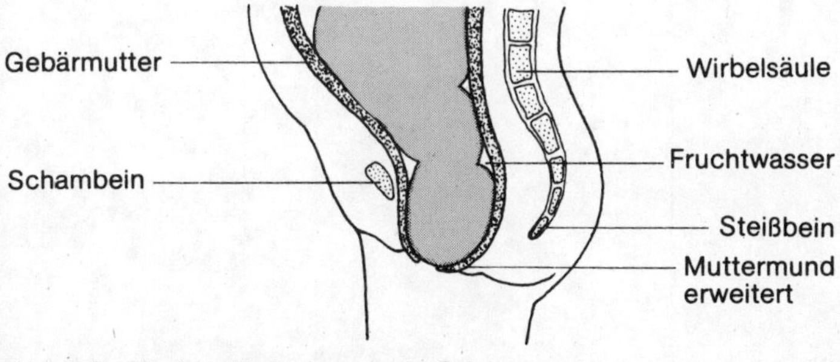

Abb. 5: Der Kopf des Kindes kurz vor der Geburt

nach einer Entbindung auftritt, sollte es untersucht und behandelt werden, je eher, desto besser.

In all den Fällen, in denen der Libidoverlust nach der Entbindung eintritt, ist es notwendig, daß der Partner wieder von neuem um die Frau wirbt, sich um sie bemüht. Die Frau muß das Gefühl haben, die ganze Zeit über geliebt zu werden, und nicht nur vor dem Verkehr. Sie will noch immer geküßt, geschmust und verwöhnt werden. Wenn sie auf Annäherungsversuche empfindlich reagiert und vor intimeren Gesten zurückschreckt, dann sollte auf jeden Versuch, den Geschlechtsakt zu vollziehen, verzichtet werden. Sie muß stärker erregt, das Liebesspiel weiter ausgedehnt werden, und erst wenn sie stark genug entspannt und stimuliert ist, sollte der Mann in sie eindringen.

9 Wer ist gefährdet?

»In Romanen lesen wir, daß Frauen in der Schwangerschaft aufblühen und strahlen vor Glück und Vitalität – aber tun sie das wirklich?«
Diese Frage stellte ein hochangesehener Psychiater auf einem Medizinertreffen im North Middlesex Hospital, London, an einem Sommertag des Jahres 1965. Er löste damit eine hitzige Debatte aus. »Natürlich tun sie das!« Zweifellos zeige sich bei den meisten Frauen in der Schwangerschaft gesteigerte Vitalität, bestätigten die in der Geburtshilfe tätigen praktischen Ärzte. »Mir ist keine einzige solche Frau begegnet«, erwiderten der Psychiater und seine Kollegen.
Aus diesem Meinungsaustausch erwuchs ein Forschungsprogramm, das bei allen Teilnehmern dieser Begegnung das Verständnis der emotionalen Veränderungen in Schwangerschaft und Wochenbett fördern sollte. Vierzehn Fachleute – in der Geburtshilfe tätige praktische Ärzte und ein Psychiater – taten sich zusammen, um einmal präzise zu ermitteln, welche Merkmale die in der Schwangerschaft »aufblühenden« Frauen charakterisierten. Es liegt auf der Hand, daß solche Frauen keinen Grund haben, zum Psychiater zu gehen. Weshalb also stellte der Psychiater die obige Frage? Das war für viele der anwesenden Ärzte der Auftakt zu einer intensiveren Beschäftigung mit der postnatalen Depression.
Gleich an Ort und Stelle erklärte sich jeder der praktischen Ärzte und Geburtshelfer bereit, für jede Patientin bei der Routineuntersuchung vor der Geburt ein besonderes Formular auszufüllen. Zu protokollieren waren Alter, Beruf, allgemeiner Gesundheitszustand sowie, ob die Patientin früher psychiatrische Zusammenbrüche erlebt hatte bzw. ob in ihrer Familie solche vorgekommen waren, und eine Einstufung der Patientin als friedlich-gelassen, normal oder ängstlich. Ein weiteres Formular war für die üblichen pränatalen Daten wie Gewicht, Blutdruck, Urinuntersuchung usw. vorgesehen. Die ausgefüllten Formblätter sollten unverzüglich an ein speziell beauftragtes Forschungssekretariat des Krankenhauses geschickt werden, um sicherzustellen, daß der Arzt auf diese Unterlagen bei der nächsten Visite vor der Entbindung nicht zurückgreifen konnte. Man kam überein, auf diese Weise bei insgesamt 500 Frauen die monatlichen und später wöchentlichen pränatalen Untersuchungen sowie nach der Geburt des Babys die postnatalen Untersuchungen am 6. Tag, in der 6. Woche und im 6. Monat exakt zu belegen.
Die gründliche Auswertung aller eingesandten Formulare ergab, daß bei 7 Prozent der Mütter eine postnatale Depression von einem solchen

Schweregrad aufgetreten war, daß sie ärztlich – wenn auch nicht stationär – behandelt werden mußte. In anderen Ländern hatten Ärzte andere Aspekte dieser Probleme untersucht; ihre Feststellungen stimmten mit den Ergebnissen des North-Middlesex-Programms völlig überein, wodurch noch deutlicher wurde, welche Merkmale bei Frauen befürchten lassen, daß sie eine postnatale Depression bekommen werden. Und welche Merkmale waren das wohl? Das besagte »Aufblühen« und das Strahlen vor Glück und Vitalität in der Schwangerschaft!

Die Erhebung zeigte, daß die in den letzten Monaten ihrer Schwangerschaft glücklichsten, hochgestimmten und euphorischen Frauen am meisten gefährdet waren, denn von ihnen entwickelten 64 Prozent eine postnatale Depression, von den anderen Frauen aber nur 24 Prozent. Vor allem zwei hervorstechende Merkmale kennzeichneten die Mütter, die in eine postnatale Depression verfielen: Bejahende Einstellung zur Mutterschaft und emotionale Labilität. Gerade diese Frauen freuten sich über ihre Schwangerschaft, waren in dieser Zeit glücklich und hochgestimmt und zeigten nur wenige der belastenden Schwangerschaftssymptome, wie z. B. Depression, Reizbarkeit, Müdigkeit, Übelkeit, Rückenschmerzen und Kopfweh. Als man sie im letzten Monat ihrer Schwangerschaft fragte, ob sie ihr Kind selbst stillen wollten, bejahten sie es alle ausdrücklich. Sie hatten schon die Babysachen angeschafft und das Kinderzimmer eingerichtet, sich für einen Vornamen und womöglich auch die zukünftige Schule entschieden. Aber ihre Stimmung änderte sich – sie waren beim ersten Interview ängstlicher, während der Schwangerschaft hochgestimmt und nach der Geburt des Kindes deprimiert.

In den meisten medizinischen Abhandlungen und Lehrbüchern, die auf die postnatale Depression eingehen, wird hierfür eine psychologische Erklärung angenommen. Dagegen legen viele Befunde in der Erhebung, zumal hinsichtlich der ausgeprägten Merkmale und der emotionalen Labilität bei den betreffenden Müttern, eher eine hormonelle als eine psychologische Erklärung nahe (mehr darüber in Kapitel 12).

Die genannte Untersuchung erbrachte noch andere wichtige Daten, die ebenfalls eher gegen eine psychologische Erklärung zu sprechen scheinen. Bei den Frauen, die eine postnatale Depression entwickelten, waren frühere psychiatrische Erkrankungen oder psychiatrische Erkrankungen in der Familie nicht häufiger gewesen als bei normalen Frauen; es bestand kein Unterschied zwischen den Frauen, bei denen sich die Entbindung schwierig gestaltet hatte, und den Frauen, bei denen sie problemlos verlaufen war; es bestand auch kein Unterschied zwischen den Frauen, die nicht gesunde, und denen, die gesunde Babys geboren hatten. Auch dies bestätigte die Befunde anderer Fachleute. Frau Dr. Mary Martin am Rotunda Hospital in Dublin konnte keinen Zusammenhang zwischen postnataler Depression einerseits und Dauer der Wehen, Intensität der Wehen, Zangenentbindung oder Häufigkeit von Präeklampsie andererseits feststellen. Ebensowenig war eine Depression nach der Entbindung mit hohem Blutdruck während der Schwangerschaft, morgendlichem Erbrechen, dem Alter, Familienstand und dem Versagen beim Stillen verknüpft.

Totgeburt und postnatale Depression

1979 berichteten Dr. Michael Clarke und Dr. Anthony Williams in *Lancet* über eine Untersuchung mit zwei Gruppen von 300 in Leicestershire lebenden Frauen. Die eine Gruppe umfaßte Mütter, deren Baby tot zur Welt gekommen oder innerhalb von sieben Tagen nach der Geburt gestorben war. Die Mütter in der anderen Gruppe hatten allesamt gesunde, normale Babys. In dem Bericht heißt es, daß die postnatale Depression bei jüngeren Müttern (24 Jahre und jünger) ausgeprägter war und daß bei diesen Müttern in der Häufigkeit des Auftretens der postnatalen Depression sechs Monate nach der Geburt des Kindes kein Unterschied bestand zwischen den Müttern gesunder Babys und denen, die ihr Kind verloren hatten. Auch schätzten Clarke und Williams auf Grund ihrer Studie, daß in England und Wales jährlich rund 23000 Frauen in den ersten sechs Monaten nach der Geburt ihres Kindes zumindest milde Formen der Depression erleben.

Eine persönliche Untersuchung der Verfasserin

Um die Merkmale von Frauen, die eine postnatale Depression entwikkeln, zu untersuchen und vor allem die Häufigkeit des Wiederauftretens bei späteren Schwangerschaften zu ermitteln, hat die Verfasserin die in ihrer eigenen Praxis und in ihrer Krankenhausklinik vorliegenden Krankenblätter aller Frauen analysiert, die in den letzten zehn Jahren unter postnataler Depression gelitten hatten und von der Verfasserin persönlich beobachtet werden konnten. Wahrscheinlich ist dies die größte Gruppe von Patientinnen mit depressiven Erscheinungen nach der Entbindung, die ein einzelner Mediziner bislang persönlich studiert hat. Die meisten derartigen Untersuchungen in der medizinischen Literatur fußten auf einer Durchforschung der klinikeigenen Krankenblätter von Patientinnen mit schwerer Wochenbettpsychose, aber auch Patientinnen, die zahlreichen anderen Ärzten mit unterschiedlichem definitorischem Rüstzeug und unterschiedlichen Maßstäben vorgestellt worden waren.

Diese persönliche Untersuchung beschränkte sich auf verheiratete Frauen, deren erste psychiatrische Erkrankung innerhalb von sechs Monaten nach der normalen Schwangerschaftszeit aufgetreten war und ärztlicher Behandlung bedurfte. Erfaßt wurden insgesamt 413 Frauen. Von ihnen hatten 217 (53 Prozent) nur von ihrem praktischen Arzt behandelt werden müssen; sie wurden daher als »mild«-depressiv eingestuft. Bei 113 Frauen (27 Prozent) war eine Behandlung durch einen Psychiater erforderlich gewesen; sie wurden als »mittelschwer« erkrankt eingestuft. Dreiundachtzig Frauen (20 Prozent) hatten eine Psychose erlitten, die im Krankenhaus behandelt werden mußte; sie wurden als »schwere« Fälle eingestuft.

Möglichkeit des Wiederauftretens

Die 413 Frauen entstammten einer Zahl von 915 Schwangerschaften mit termingerechter Geburt. Bei 88 Frauen war je eine Schwangerschaft mit einer psychiatrischen Erkrankung verknüpft gewesen (viele Frauen sagten, man habe ihnen von weiteren Schwangerschaften abgeraten, da ein Wiederauftreten ihrer psychiatrischen Erkrankung möglich sei); 104 Frauen hatten mehr als ein Kind, waren aber nach der Schwangerschaft, die einen postnatalen Zusammenbruch nach sich zog, nicht wieder schwanger geworden. Von den restlichen 221 Frauen, die nach der Schwangerschaft mit postnataler psychiatrischer Erkrankung ein weiteres Kind erwarteten, bekamen zwei Drittel (68 Prozent) abermals eine Depression nach der Entbindung. Die zweite Erkrankung war bei manchen Frauen schlimmer als die erste, bei anderen ebenso schwer oder nicht ganz so arg, aber in jedem Fall so gravierend, daß auch sie ärztlich behandelt werden mußte. Von den Frauen mit einer schweren Psychose erlitten über 84 Prozent einen Rückfall (Abb. 6).

Die Wiederauftretensrate betrug allerdings nicht 100 Prozent, und anscheinend gab es keine Möglichkeit, einen erneuten Rückfall vorherzusagen. Wohlgemerkt, die Rede ist hier vom »Vorhersagen« und nicht vom »Vorbeugen« – diesem Thema wird das Kapitel 14 gewidmet sein. Einbezogen in die Untersuchung waren 5 Frauen, von denen jede sechs normale Schwangerschaften mit normalem Wehenverlauf erlebt und jedesmal ein gesundes Kind zur Welt gebracht hatte; an postnataler Depression erkrankte eine davon nach jeder Schwangerschaft, eine nach jeder ihrer ersten vier Schwangerschaften, eine nach jeder ihrer ersten drei Schwangerschaften, eine nur nach ihrer zweiten und vierten Schwangerschaft und eine nur nach ihrer letzten Schwangerschaft (Abb. 7, S. 78). Mathematiker werden uns sagen, daß wir damit keineswegs alle möglichen Kombi-

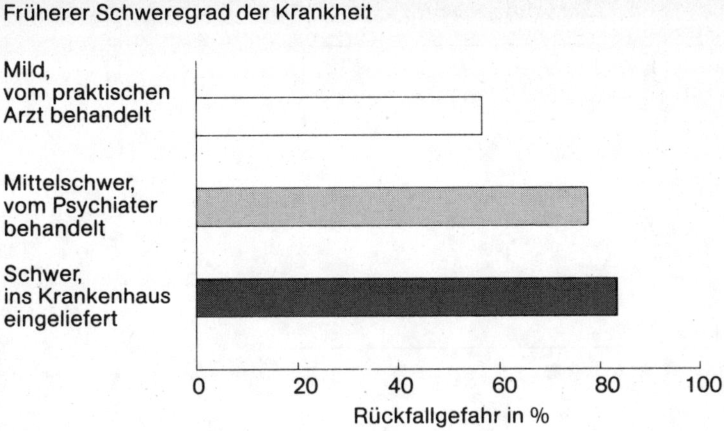

Abb. 6: Postnatale Depression: Rückfallgefahr bei der nächsten Schwangerschaft (221 Schwangerschaften)

nationen und Permutationen erfaßt haben, daß eine Frau nach einer oder mehrerer ihrer sechs Schwangerschaften eine postnatale Depression bekommt. Es läßt sich also offenbar nicht prognostizieren, wie das Resultat aussehen könnte.

Den zeitgenössischen psychiatrischen Lehrbüchern ist über die Möglichkeit eines Wiederauftretens der postnatalen Depression nichts Genaues zu entnehmen. Wenn sie erwähnt wird, dann in Bemerkungen wie: »Bei einer kleinen Anzahl von Fällen besteht die Möglichkeit eines Wiederauftretens« und: »Die Möglichkeit einer solchen Reaktion prädisponiert nicht für eine gleichartige Reaktion bei späteren Schwangerschaften.« Daß Psychiater die hohe Wiederauftretensrate nicht würdigen, ließe sich z. B. so erklären: Wenn eine Mutter unter diesem unseligen Erlebnis einmal in einer Entbindungsklinik gelitten hat, sucht sie sich bei ihrer nächsten Schwangerschaft wahrscheinlich ein Krankenhaus in einer anderen Gegend aus, und wenn die Wochenbettpsychose bei ihr dann abermals auftritt, wird man sie in eine psychiatrische Abteilung in einem anderen Einzugsgebiet überweisen, weil sie eine andere Adresse angegeben hat. Darüber hinaus wird auch in den Mutterpaß kein Vermerk über eine zurückliegende postnatale Depression bei einer früheren Entbindung eingetragen, so daß der Psychiater während der Schwangerschaft nicht automatisch vorgewarnt ist.

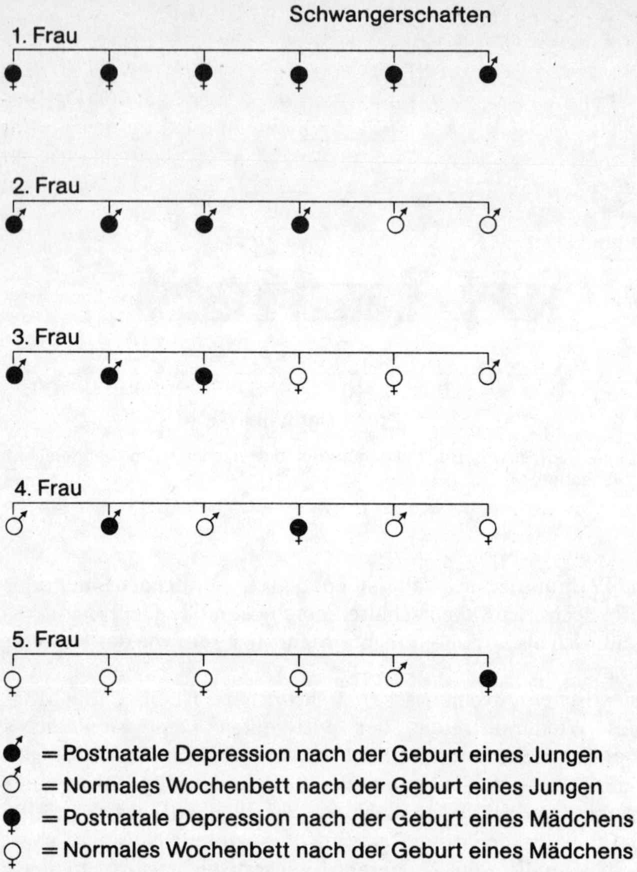

Abb. 7: Auftreten der postnatalen Depression bei 5 Frauen; jede war sechsmal schwanger.

Alter, Größe und Gewicht

1985 wurde während der Zusammenkunft der Marce Society in San Francisco über eine weitere Erhebung der Autorin referiert, deren Ziel es war, den Frauentyp mit dem höchsten Risiko, eine postnatale Depression zu entwickeln, zu ermitteln. Die 315 von der Verfasserin untersuchten Patientinnen hatten alle zuvor an einer postnatalen Depression, entsprechend der auf Seite 31 gegebenen Definition, gelitten und wiesen insgesamt 633 Schwangerschaften auf, von denen 415 ohne postnatale Depression verliefen. Die Frauen waren zur Zeit der normalen Schwangerschaft im Durchschnitt 27,6 Jahre alt, zum Zeitpunkt der postnatalen Depression 28,4 Jahre. Kurz gesagt, das Alter stellte keinen Faktor dar. Es war weder eine Beziehung zwischen dem Alter und der Zeit ihrer ersten oder letzten Schwangerschaft festzustellen, noch zum Zeitraum zwischen den Schwangerschaften von zwei bis zehn Jahren. Die Wiederauftretensrate der postnatalen Depression betrug bei ihnen 64 Prozent.

Die Größe dieser Frauen wurde gemessen und mit der von Frauen desselben Alters und derselben Gebärfähigkeit, die normale Schwangerschaften hatten, verglichen, und auch hier wieder war kein Unterschied festzustellen. Ob kleine oder große Frauen – das Risiko war das gleiche. Ebenso wurde auch ihr Gewicht festgestellt und verglichen, und auch hier wieder das gleiche Ergebnis: Das Risiko, eine postnatale Depression zu entwikkeln, war für die Superdünnen und die Übergewichtigen gleich groß.

Das prämenstruelle Syndrom

In Anbetracht der Tatsache, daß die postnatale Depression sich oft zum prämenstruellen Syndrom entwickelt, wurden die Probandinnen ferner daraufhin untersucht, ob das prämenstruelle Syndrom vor oder nach der postnatalen Depression aufgetreten war. Vor ihrer postnatalen Depression litten nur 20 Prozent der Frauen in jedem Menstruationszyklus unter dem prämenstruellen Syndrom – dieser Prozentsatz entspricht dem der Gesamtbevölkerung. Ein völlig anderes Bild stellt sich jedoch dar, untersucht man die Inzidenz, das heißt die Häufigkeit des prämenstruellen Syndroms nach der postnatalen Depression: Nicht weniger als 84 Prozent der Frauen litten danach an dem prämenstruellen Syndrom. Während vor Auftreten der postnatalen Depression noch psychische Anspannung (Reizbarkeit, Depression und Müdigkeit) und Kopfschmerzen die am häufigsten genannten prämenstruellen Symptome waren, sind es danach Menstruationsepilepsie, Asthma und körperliche Symptome. Kapitel 11 beschreibt, wie genau sich die postnatale Depression schrittweise zum prämenstruellen Syndrom entwickelt.

Die Pille

Vor kurzem wurde eine Pilotstudie durchgeführt, mit der untersucht werden sollte, ob die Pille sich in irgendeiner Form auf die nachfolgende Entwicklung einer postnatalen Depression auswirkt. 100 Frauen, die die Pille genommen hatten, wurden mit der entsprechenden Anzahl von Frauen, die nie von dieser Form der Empfängnisverhütung Gebrauch gemacht hatten, verglichen und auf die Inzidenz der postnatalen Depression hin untersucht. Ein Unterschied in der Inzidenz der postnatalen Depression wurde weder im Hinblick auf die Einnahmedauer der Pille, den Zeitraum seit Absetzen der Pille, den Zeitraum zwischen den Schwangerschaften, den Zeitraum zwischen Absetzen der Pille und Empfängnis noch im Hinblick auf die Inzidenz von Nebenwirkungen der Pille festgestellt.

Religiöse Faktoren

In der medizinischen Literatur findet sich die Meinung, daß postnatale psychiatrische Erkrankungen bei Frauen jüdischer Religion sehr häufig seien. Aber 1956 hat Dr. Marvin Foundeur, New York, über eine Untersuchung berichtet, in der es um die Religionszugehörigkeit von Frauen ging, die nach der Geburt eines Kindes in psychiatrische Krankenhäuser aufgenommen worden waren. Dr. Foundeur konnte nachweisen, daß es in der Häufigkeit des Auftretens postnataler psychiatrischer Erkrankungen bei Protestantinnen, Jüdinnen, Katholikinnen und anderen (darunter Anhängerinnen der Christian Science, Fundamentalistinnen und Mitglieder der griechisch-orthodoxen Kirche) keine Unterschiede gab.

Naturvölker

Postnatale Depression scheint weltweit verbreitet zu sein; zweifellos ist sie nicht auf die Industrienationen beschränkt. Allerdings kommt man nur in letzteren verhältnismäßig leicht an Statistiken heran. In manchen primitiven Gesellschaften wird es schwieriger, wie Dr. John Cox bei seiner Erhebung in Uganda feststellte. Das Problem war, Frauen, die kein Kind erwarteten, für die Kontrollgruppe in einer Kultur aufzutreiben, in der es für eine Frau ein Stigma ist, ledig oder unfruchtbar zu sein. Dennoch konnte Dr. Cox bei 186 Frauen in einer Schwangerenberatungsstelle eines halbländlichen Gesundheitszentrums ermitteln, daß die Häufigkeit der postnatalen Depression 9,7 Prozent betrug. Zu einem ganz ähnlichen

Ergebnis, nämlich 10 Prozent, gelangte Dr. Brice Pitt in seiner Studie über Frauen, die in der Schwangerenberatungsstelle des London Hospital betreut wurden.
Dr. Brazelton, Harvard University, befaßte sich mit Frauen in Guatemala und auf Sumatra und fand auch bei ihnen Fälle von postnataler Depression. Nach seiner Einschätzung hat die postnatale Depression dort aber auch ihr Gutes; er sieht in ihr ein Gegengewicht zu den körperlichen Anstrengungen und psychischen Spannungen während der Schwangerschaft. Seines Erachtens könnte die postnatale Depression der Mutter zu verstehen geben: Tritt kürzer, schone deine Kräfte, du brauchst sie bald für das Neugeborene.
Die Anthropologin Jean Liedloff hat sich mit einem Stamm auf einer sehr einfachen Kulturstufe in Venezuela beschäftigt und das Nichtvorhandensein von postnataler Depression bei diesen Frauen damit erklärt, daß dort Mutter und Kind nicht unmittelbar nach der Entbindung voneinander getrennt werden. Margaret Mead, jetzt New York, und Prof. Jean la Fontaine (London School of Economics), zwei hervorragende Anthropologen, haben allerdings bezweifelt, daß Anthropologen die notwendige medizinische oder psychologische Sachkenntnis besitzen, um postnatale Depression in primitiven Kulturen nachweisen zu können. Sie beide lehnen die Verallgemeinerung ab, das »Zurück zur Natur« garantiere quasi natürlich-selbstverständliches Mutterschaftsglück; denn der Natur ihren Lauf zu lassen, kann bedeuten, daß viele Frauen im Kindbett sterben.
Dr. Pitt ist zwar auch der Meinung, daß der Mutter-Kind-Kontakt unmittelbar nach der Entbindung das Verhalten der Mutter zu ihrem Kinde und das Stillen beeinflußt, jedoch zweifelt er, ob die Trennung von Mutter und Kind unmittelbar nach der Entbindung die Entstehung einer postnatalen Depression verursacht, die viele Wochen später beginnen kann. Bei Hausentbindungen in England wird der Mutter das Neugeborene gewöhnlich sofort in die Arme gelegt, und zwar nicht so sehr, um die Mutter-Kind-Bindung zu fördern, sondern um die Hebamme ein paar kostbare Minuten lang zu entlasten, da sie ja im Anschluß an die Entbindung noch vieles zu tun hat. Dennoch: Postnatale Depression kommt bei Wöchnerinnen, die zu Hause entbinden, ebensooft vor wie bei Müttern, die ihr Baby in der Klinik zur Welt brachten.

Genetische Einflüsse

Der Einfluß eines genetischen Faktors bei Depressionen wird heute kaum noch bestritten. Tatsächlich scheint bei der postnatalen Depression ein genetisch vererbter Faktor in derselben Weise zu wirken wie dabei, daß in manchen Familien eine stärkere Neigung zu depressiven Erkrankungen besteht als in anderen Familien, aber entscheidend ist dieser Faktor nicht. Zwei Beispiele sind Sandra und Tracy. Sandra wurde nach der Geburt ihrer Tochter Jane in ein psychiatrisches Krankenhaus aufgenommen und nach einem Zeitraum von dreißig Jahren entlassen. Jane hatte vier Schwangerschaften; zwei davon machten ihre Aufnahme ins Krankenhaus wegen Wochenbettpsychose erforderlich und nach der dritten Schwangerschaft bekam sie eine postnatale Depression, die von einem Psychiater behandelt wurde. Bei ihrer vierten Schwangerschaft erhielt Jane vorbeugend Progesteron und hat die ganze postnatale Periode gut überstanden.

Tracys Mann hatte sich vor ihrer Heirat wegen einer Depression in einer Klinik einer Behandlung unterzogen. Sie gebar fünf Kinder und entwikkelte jedesmal eine Wochenbettpsychose. Bei ihren drei Söhnen und drei Enkeln trat im Alter zwischen 20 und 32 Jahren eine depressive Erkrankung und bei beiden Töchtern sowie einer Enkelin eine Wochenbettpsychose auf. Einer Enkelin blieb die Depression vermutlich nur deshalb erspart, weil sie nie schwanger wurde.

Die Verfasserin ist Mitautorin eines kürzlich in der englischen Ärztezeitung *British Medical Journal* veröffentlichten Beitrages, in dem über die Inzidenz des prämenstruellen Syndroms bei eineiigen Zwillingsschwestern, zweieiigen Zwillingsschwestern und Schwestern berichtet wurde. Litt bei eineiigen Zwillingsschwestern ein Zwilling so stark unter dem prämenstruellen Syndrom, daß eine Behandlung erforderlich war, mußte der zweite Zwilling mit 94prozentiger Wahrscheinlichkeit ebenfalls behandelt werden. Bei zweieiigen Zwillingsschwestern war dagegen die Wahrscheinlichkeit, daß beide an einem prämenstruellen Syndrom litten, genauso hoch wie bei einfachen Schwestern. Das bedeutet, daß das prämenstruelle Syndrom nicht auf die Erziehung in der Kindheit oder das pränatale Milieu zurückzuführen, sondern genetisch bedingt ist. In Anbetracht der starken Ähnlichkeit zwischen dem prämenstruellen Syndrom und der postnatalen Depression spielt wahrscheinlich auch bei letzterer ein genetischer Faktor eine Rolle.

Psychose nach einer Fehlgeburt

In Schweden stellte Dr. Jansson fest, daß es nach einer Schwangerschaft mit termingerechter Entbindung häufiger zu einer Psychose kam als nach einer Fehlgeburt und daß die postabortive Depression besonders häufig bei denjenigen Frauen auftrat, die vorher unter einer Wochenbettpsychose gelitten hatten. In der in San Francisco vorgetragenen Erhebung war festgestellt worden, daß 21 Prozent aller postnatalen Depressionen nach einer Schwangerschaftsunterbrechung auftraten. Auf der Grundlage dieses wichtigen Untersuchungsergebnisses sollten Frauen, die einen Abort deswegen wünschen, weil sie eine neuerliche postnatale Erkrankung verhindern wollen, warnend darauf hingewiesen werden, daß durchaus auch nach dem Abort eine Depression auftreten kann. Ihnen sollte zu einer prophylaktischen Progesteronbehandlung unmittelbar im Anschluß an den Eingriff geraten werden (siehe Kapitel 14). In England scheint bei Frauen nach einer Schwangerschaftsunterbrechung ein gewisses Schuldgefühl zu entstehen, das sie davon abhält, wegen ihrer Depression unverzüglich den Arzt aufzusuchen, denn sie glauben, sie hätten sich das psychische Leiden selbst zuzuschreiben. Wenn sie einige Monate später ärztliche Hilfe in Anspruch nehmen, neigen sie dazu, den Vorfall beim ersten diagnostischen Gespräch zu »vergessen«. Infolgedessen sind Zahlenangaben zur Häufigkeit postabortiver Depressionen in England nur in bezug auf Fälle möglich, die so schwer waren, daß eine Krankenhausaufnahme unumgänglich wurde.

Adoption

Depressionen können sich bei Adoptivmüttern und -vätern in den ersten sechs Monaten nach der Adoption des Kindes einstellen. Allerdings kommen Depressionen bei Adoptiveltern nicht häufiger vor als in der übrigen Bevölkerung. Psychiater führen den psychischen Zusammenbruch im Wochenbett gern auf die Risiken zurück, die mit der Ankunft des neuen Babys auftreten. Da nun aber Adoptiveltern nicht stärker zu Depressionen neigen als leibliche Eltern, wird man hier redlicherweise davon Abstand nehmen müssen, Faktoren verantwortlich zu machen, die letztlich doch an der Oberfläche bleiben, wie z. B. gestörter Schlaf als Folge davon, daß das Baby schreit; mehr Arbeit und Verantwortung, die das Baby mit sich bringt; Aufteilung der Liebe des Mannes auf Frau und Kind. Überdies ist die Erkrankung bei einer Adoptivmutter eher eine typische Depression als die atypische Form der postnatalen Depression.

Schwierigkeiten bei der Diagnose

Dr. C. N. Naylor vom Central Middlesex Hospital in London hat Beweise dafür vorgelegt, daß postnatale Depression häufiger bei Frauen vorkommt, deren Wunsch nach einer Schwangerschaft länger als zwei Jahre unerfüllt geblieben war. Oft wird gefragt: »Wie erklärt es sich, daß die

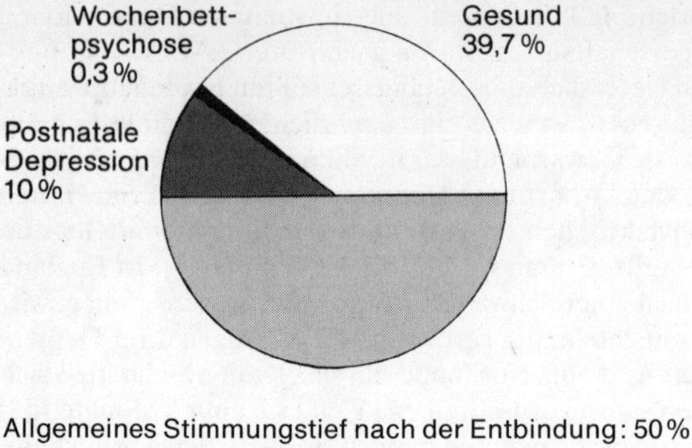

Abb. 8: Häufigkeit postnataler Erkrankungen

postnatale Depression offenbar immer mehr um sich greift?« Nun, zunächst einmal wissen wir nicht, ob die Häufigkeit ihres Auftretens tatsächlich zugenommen hat. Es wäre möglich, daß sie dank verbesserter Diagnostik leichter erkannt wird und daß bei Müttern die Bereitschaft steigt, sich schon in einem früheren Stadium behandeln zu lassen. Sollte sie wirklich häufiger vorkommen, so könnte dies mit der weitverbreiteten Benutzung von hormonellen Verhütungsmitteln zusammenhängen. Eine andere These besagt, es liege daran, daß zur Beschleunigung des Geburtsvorgangs heute häufiger entsprechende Medikamente verabreicht werden. Ferner ist nicht auszuschließen, daß die Verwendung empfängnisfördernder Medikamente und Hormone eine Rolle spielt. Kurzum, wir müssen ganz einfach zugeben, daß wir es nicht wissen. Was wir indes wissen, ist, wie häufig die verschiedenen Formen auftreten (vgl. Abb. 8).

Wir haben in diesem Kapitel viele Faktoren erörtert, um zu prüfen, woran man erkennen könnte, bei welcher Schwangeren eine psychiatrische Erkrankung nach der Entbindung wahrscheinlich ist. Wenn es keine leicht zugänglichen Unterlagen über den Verlauf einer früheren postnatalen Depression gibt, haben wir gegenwärtig überhaupt keine Anhaltspunkte, auf die sich eine genauere Prognose stützen könnte. Was unser Thema betrifft, klaffen in Medizinerkreisen noch erhebliche Wissenslükken – das hat die North-Middlesex-Hospital-Erhebung gezeigt. Nach dem Abschluß des Interviews, aber noch vor der Auswertung der Formulare durch die mitwirkenden Ärzte wurden die anderen Ärzte, die an den Arbeitsessen teilnahmen, von uns gebeten, ihre persönlichen Vermutungen bezüglich der Resultate der Erhebung auf einem Fragebogen mit rund zwanzig Ja/Nein-Fragen zu Protokoll zu geben. Fünfzig Mediziner von unterschiedlichem Rang, vom routinierten Facharzt bis zum frischgebakkenen Assistenzarzt, beteiligten sich – Allgemeinmediziner, Geburtshelfer, Psychiater. Die Ergebnisse dieser Aktion waren erschütternd: Nur 38 Prozent ihrer Antworten trafen zu! Wäre es ein offizielles Examen gewesen, so hätte es keiner bestanden. Ein einziger Arzt sagte richtig voraus, daß gerade bei den Frauen, die in der Schwangerschaft die wenigsten Symptome zeigen, die Wahrscheinlichkeit am größten ist, daß sie eine postnatale Depression entwickeln. Die meisten Ärzte schienen zu erwarten, daß ihre üblichen Problempatientinnen – wie zum Beispiel die Frauen, die selbst schon einmal unter einer psychiatrischen Krankheit gelitten hatten oder in deren Familie dies vorgekommen war, oder Frauen mit vielen verdächtigen Symptomen in der Schwangerschaft – dann auch in der postnatalen Periode Problemfälle sein würden. Das Gegenteil war richtig.

Interessant war noch folgendes: Die an der Erhebung beteiligten Ärzte schnitten entschieden besser ab als alle übrigen; die geburtshilflich qualifizierten Ärzte schnitten wiederum entschieden besser ab als die Kollegen ohne eine umfassendere geburtshilfliche Ausbildung; praktische Ärzte wiesen ein besseres Ergebnis auf als die Geburtshelfer und der Psychiater; und schließlich schnitten Ärztinnen besser ab als ihre männlichen Kollegen (was Leserinnen sicherlich freuen wird), doch war der Unterschied nicht signifikant und vielleicht reiner Zufall.

Dies unterstreicht abermals, wie notwendig eine Weiterbildung der Ärzte auf dem Gebiet der postnatalen Depression ist, handelt es sich bei dieser Depression doch um die verbreitetste und ernsteste Komplikation des Zeitraums nach der Entbindung. In Lehrbüchern über Geburtshilfe oder psychiatrische Erkrankungen findet das Thema gegenwärtig kaum Beachtung; dabei müßten diese Fragen gerade dort ausführlich behandelt werden. Hoffen wir, daß letzteres möglichst bald nachgeholt und zur Regel wird.

10 Alles braucht seine Zeit

Es gibt eine Zeitspanne, die den Unterschied zwischen typischer und postnataler Depression ganz klar bestimmt – das Wochenbett. Es ist Gegenstand einer juristischen Definition.
In England und Wales werden unter »Wochenbett« die vierzehn Tage nach der Geburt des Kindes verstanden. In Schottland dauert das Wochenbett einundzwanzig Tage, laut Definition des Korans jedoch ganze sechs Wochen.*
Die postnatale Depression kann innerhalb von sechs Monaten nach der Entbindung zu jedem beliebigen Zeitpunkt einsetzen. Man unterscheidet insgesamt drei Typen, die Grenzen zwischen den einzelnen Gruppen sind aber auch hier wieder fließend. Die Mehrzahl der Frauen, die während der Schwangerschaft übermäßig glücklich und energiegeladen waren, fühlt sich nach der Entbindung leicht unpäßlich und wird dann sechs Wochen bis sechs Monate später depressiv, wenn sie zum erstenmal ärztliche Unterstützung in Anspruch nimmt. Bei anderen Frauen treten die schweren Symptome unmittelbar nach der Entbindung auf, und sie realisieren innerhalb von einem oder zwei Tagen, daß sie sich selbst fremd sind. Dann gibt es schließlich noch Frauen, die überraschend in den letzten paar Tagen vor der Entbindung leicht depressiv werden, aber erst nach der Entbindung werden die Symptome so schwer, daß sie ärztliche Hilfe suchen. Die Wochenbettpsychose tritt am ehesten in jenen frühen Tagen des Wochenbetts auf.

Das allgemeine Stimmungstief nach der Entbindung

Die mildeste Form der postnatalen Depression ist das allgemeine Stimmungstief der Wöchnerin, das sich in der Zeit vom dritten bis achten Tag nach der Entbindung entwickelt. Wie bereits erläutert, handelt es sich um eine relativ kurzlebige Erscheinung und ist nach zwei Wochen in der Regel wieder vorbei. Noch zu Anfang unseres Jahrhunderts behielt man die Wöchnerin in England und Wales die ganzen vierzehn Tage nach der Ge-

* In der Brockhaus Enzyklopädie (1974) heißt es: »Wochenbett, Kindbett, latein. Puerperium, die sechs bis acht Wochen dauernde Zeitspanne nach der Geburt, in der sich die durch die Schwangerschaft veränderten Organe der Wöchnerin wieder zurückbilden, die Geburtswunden heilen und die Brustdrüsenfunktion in Gang kommt. [...]« (Anm. d. Übersetzers)

burt des Kindes im Krankenhaus, um ihr bei der Bewältigung etwaiger Gemütskrisen zu helfen. Heutzutage werden viele Wöchnerinnen schon nach 24 oder 48 Stunden entlassen und dann daheim von einer Hebamme betreut. Leider Gottes wird von der jungen Mutter nur allzuoft erwartet, daß sie sich nicht nur um das neue Familienmitglied zu kümmern, sondern auch den gesamten Haushalt unverzüglich wieder zu bewältigen hat.

Postnatale Erschöpfung

Diese Müdigkeit beginnt schleichend unmittelbar nach der Entbindung oder entwickelt sich langsam in den ersten vier bis sechs Wochen. Sie zieht sich noch über sechs bis neun Monate hin und ist nach dem ersten Geburtstag des Babys meist verschwunden. Bei Müttern, die ihre normale Energie nicht zurückerlangen, besteht natürlich die Wahrscheinlichkeit, daß sie eine postnatale Depression bekommen und sich später das prämenstruelle Syndrom ausbildet.

Postnatale Depression

Die postnatale Depression kann bei der Geburt des Kindes beginnen und ist dann meist eine Fortsetzung des allgemeinen Stimmungstiefs der Wöchnerin nach der Entbindung, wobei grundloses Weinen einer allgemeinen Traurigkeit und anderen Depressionssymptomen Platz macht. Bei manchen Frauen setzt sie nicht sofort ein, sondern es kommen erst ein paar ungetrübt heitere Wochen oder Monate, in denen sich diese Frauen zu ihrem Glück gratulieren, und dann schlägt die Depression zu.

Wochenbettpsychose

Jene unglücklichen Frauen, die zur Wochenbettpsychose neigen, werden oft feststellen, daß sie sie sofort oder kurz nach der Rückkehr aus dem Kreißsaal bekommen. Tatsächlich hat die Krankheit bei der Hälfte der Frauen, die mit Wochenbettpsychose in eine Klinik aufgenommen werden, innerhalb der ersten zwei Wochen nach der Entbindung eingesetzt.

Aus meiner, im vorigen Kapitel erörterten, persönlichen Untersuchung von 413 Frauen mit postnataler Depression ergab sich, daß 51 Prozent der Frauen mit Wochenbettpsychosen binnen 14 Tagen nach der Geburt des Kindes eingeliefert worden waren, wohingegen bei 39 Prozent der »milder« depressiven, nur vom Allgemeinmediziner behandelten Frauen die Erkrankung zwischen der sechsten Woche und dem sechsten Monat begonnen hatte (Abb. 9).

In der in San Francisco vorgetragenen Erhebung mit 315 Frauen (siehe Kapitel 9) setzte die postnatale Depression bei 46 Prozent der Frauen innerhalb von zwei Wochen nach der Entbindung ein, bei 14 Prozent zwei bis sechs Wochen danach, bei 22 Prozent im Zeitraum von drei Monaten und bei den restlichen 18 Prozent innerhalb von sechs Monaten danach (Tabelle 1). Somit entwickelten also 40 Prozent der Frauen ihre postnatale Depression nach der letzten postnatalen Untersuchung, die in Großbritannien sechs Wochen nach der Entbindung stattfindet. In Anbetracht dessen dürfte die Einführung einer weiteren postnatalen Untersuchung, die speziell auf die Erkennung einer postnatalen Depression ausgerichtet sein sollte, sechs Monate nach der Entbindung sinnvoll sein.

In der Gruppe der Frauen, deren Erkrankung sechs Wochen nach der Entbindung auftrat, fiel der Krankheitsausbruch den Angaben der Frauen zufolge bei 20 Prozent zeitlich mit dem Abstillen zusammen, bei 16 Prozent mit dem Wiedereinsetzen der Menstruation, bei 14 Prozent mit der Wiedereinnahme oraler Kontrazeptiva und bei einem Prozent schließlich mit der Einführung eines Intrauterinpessars. Interessant ist, daß der Ausbruch der Erkrankung bei allen Frauen – mit Ausnahme der wenigen, die ihn mit der Einführung des Intrauterinpessars in Zusammenhang brachten – zum Zeitpunkt großer hormoneller Veränderungen stattfand. Mit diesem Thema werden wir uns in Kapitel 12 eingehender befassen. In Anbetracht der großen Anzahl von Frauen, die für den Aus-

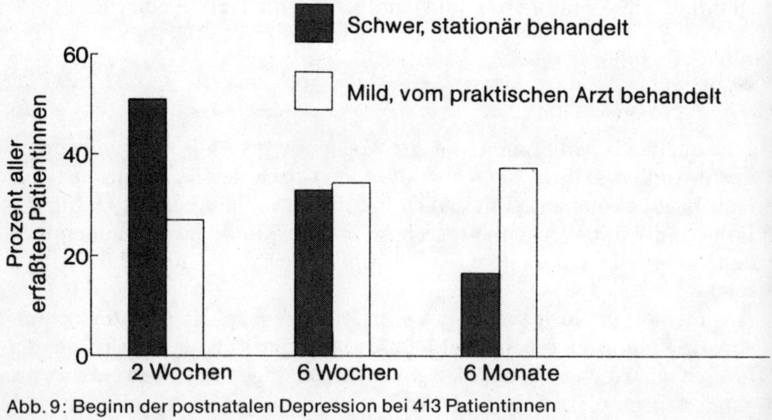

Abb. 9: Beginn der postnatalen Depression bei 413 Patientinnen

Tabelle 1 Zeitliches Auftreten der postnatalen Depression bei 315 Frauen

Innerhalb von 14 Tagen	46%
Innerhalb von 6 Wochen	14%
Innerhalb von 3 Monaten	22%
Innerhalb von 6 Monaten	18%

bruch ihrer Erkrankung den Einnahmebeginn der Pille verantwortlich machten, scheint es eine ratsame Sicherheitsvorkehrung zu sein, jene Frauen, denen die Pille das erste Mal nach der Entbindung wieder verschrieben wurde, nach dem ersten Einnahmezyklus zu untersuchen, um mögliche Frühsymptome einer postnatalen Depression zu erkennen.
Dr. Foundeur ermittelte in einer Studie über Frauen mit Wochenbettpsychose und einer altersmäßig entsprechend zusammengesetzten Kontrollgruppe von Frauen, deren Psychosen nicht im Zusammenhang mit ihrer Entbindung auftraten, daß bei den erstgenannten Frauen die Erkrankung wesentlich früher begonnen hatte und auch die Krankenhausaufnahme früher – oft bereits einen oder zwei Tage nach dem Ausbruch – erfolgt war als bei den Frauen der Kontrollgruppe. In der angesprochenen Erhebung wurde außerdem festgestellt, daß die postnatale Depression in 73 Prozent der Fälle nach der ersten Schwangerschaft auftrat und ihre Inzidenz nach jeder weiteren Schwangerschaft weiter sank (Tabelle 2). Sicherlich wurde den Frauen, nachdem sie sich von ihrer ersten postnatalen Depression erholt hatten, von ihrem Arzt, ihren Verwandten und Freunden von einer weiteren Schwangerschaft abgeraten. Interessant ist, daß 21 Prozent der Fälle nach einer Schwangerschaftsunterbrechung auftraten. Dies unterstreicht einmal mehr, wie wichtig die prophylaktische Progesterongabe bei jenen Frauen ist, die sich für eine Schwangerschaftsunterbrechung entscheiden (Kapitel 14).

Tabelle 2 Inzidenz der postnatalen Depression bei 315 Frauen

Erste Schwangerschaft	73%
Zweite Schwangerschaft	62%
Dritte Schwangerschaft	29%
Vierte Schwangerschaft oder mehr	15%
Schwangerschaftsunterbrechung	21%

Eine postnatale Depression kann auch nach einer Fehlgeburt auftreten. In diesem Fall tritt sie meist früh auf, nämlich binnen sechs Wochen, und wird dann am häufigsten bei Frauen beobachtet, die schon einmal unter einer postnatalen Depression gelitten hatten.

Auswirkungen der Geburt des Kindes auf Mütter und Väter

Prof. R. E. Kendell vom Royal Edinburgh Hospital ist, dem Archivmaterial der Südlondoner Stadtgemeinde Camberwell folgend, in einer faszinierenden Studie der Frage nachgegangen, ob sich die Geburt eines Kindes signifikant auf psychiatrische Erkrankungen der Mutter und des Vaters auswirkte. Er durchforschte die Aufzeichnungen über sämtliche Geburten, die 1970 in Camberwell registriert worden waren. Dann überprüfte er die Unterlagen über die Eltern aus den zwei vorhergehenden und den zwei folgenden Jahren auf psychiatrische Beratung im stationären und ambulanten Bereich hin und veröffentlichte seine Ermittlungen in dem Buch »Geisteskrankheit in Schwangerschaft und Wochenbett«. Bei den Episoden der Mütter gab es einen signifikanten Gipfel in den drei Monaten unmittelbar nach der Entbindung, später gefolgt von einem neuerlichen, längeren Anstieg, ein Verlauf, der in bezug auf psychotische Schübe gegenüber depressiven Episoden besonders markant war, wenngleich beide Gipfel höher lagen als erwartet. Im Gegensatz dazu zeigte sich bei den Vätern während der ganzen vier Jahre eine gleichbleibende und geringe Häufigkeit neuer Episoden; auf sie hatte sich die Geburt des Kindes nicht ausgewirkt.
Ärzte sprechen gern vom Couvade-(Männerkindbett-)Syndrom, einer psychiatrischen Störung, die bei einem Mann während der Schwangerschaft seiner Frau auftritt. In dieser Camberwell-Studie war das Syndrom jedoch nicht präsent.

Stillen und postnatale Depression

Es gibt Vermutungen, daß zwischen dem Stillen und dem Auftreten einer postnatalen Depression ein Zusammenhang bestehen könnte. Von den 413 Frauen in der persönlichen Untersuchung hatten 26 Prozent ihr Kind nicht selber gestillt; 46 Prozent konnten keinen Zusammenhang zwischen der Dauer des Stillens und der postnatalen Depression entdecken; 28 Prozent meinten, es gebe einen Zusammenhang zwischen Stillen und dem Beginn ihrer Erkrankung. Diese Frauen hatten insgesamt 915 Schwangerschaften hinter sich, von denen 609 durch postnatale Depression erschwert gewesen und die übrigen normal verlaufen waren. Ob sie ihr Baby gestillt hatten oder nicht, schien das Ergebnis in keiner Weise beeinflußt zu haben. Wie es bei einer so großen Stichprobe ja nicht ausbleiben kann, kam es auch vor, daß eine der Frauen behauptete, ihr sei geraten worden, mit dem Stillen aufzuhören, und das habe ihren Zusammenbruch verursacht. Eine andere wiederum führte ihre postnatale Depression darauf zurück, daß man ihr geraten hatte, mit dem Stillen fortzufahren. Doch nach Prüfung der Unterlagen ist es wohl weder für den Zeitpunkt des Beginns noch den Schweregrad der Krankheit von Bedeutung gewesen.

Schwangerschaft

Nicht alle Frauen strotzen in der Schwangerschaft von körperlicher und seelischer Gesundheit. Aus einer Untersuchung der Autorin an mehr als 600 Frauen in der geburtshilflichen Klinik des University College Hospital in London im Jahre 1960 ging hervor, daß von denjenigen werdenden Müttern, die über Schwangerschaftssymptome (Übelkeit und Erbrechen, Niedergeschlagenheit, Müdigkeit, Rückenschmerzen, Kopfweh und Ohnmächtigwerden) in den mittleren Monaten der Schwangerschaft klagten, jede vierte später wegen hohen Blutdrucks oder Präeklampsie ins Krankenhaus eingeliefert werden mußte. Es gibt auch Frauen, bei denen es in der Schwangerschaft außer zu starker Verstimmung, Traurigkeit und Verzweiflung manchmal sogar zur Neigung, Hand an sich zu legen, oder zu einer Psychose kommt, die ihre Aufnahme in eine Klinik erforderlich macht. Diese Depression in der Schwangerschaft kann fortdauern und sich zu einer Wochenbettpsychose oder postnatalen Depression entwickeln. Die Ärzte, die sich mit den hormonalen Veränderungen in Schwangerschaft und Wochenbett befassen, haben darauf aufmerksam gemacht, daß sich in einer in den letzten paar Tagen der Schwangerschaft festgestellten Depression unter Umständen eine postnatale Depression ankündigt.

Vanessas Depression zum Beispiel begann während der Schwangerschaft. Ihr Fall interessiert auch deswegen, weil ihre Mutter dasselbe erlebt hatte. Als Vanessa im St. Ebba's Hospital, Surrey, zur Welt kam, bezeichnete man dieses Institut noch als »Irrenhaus«. Ihre Mutter war während der Schwangerschaft psychotisch geworden und hatte erst sechs Monate nach Vanessas Geburt entlassen werden können. Bei Vanessa nun gingen in beiden Schwangerschaften seelische Bedrückungen mit so schweren Verhaltensstörungen einher, daß sie ins Krankenhaus eingeliefert werden mußte. Auch Vanessas Krankheiten besserten sich im ersten Jahr nach der Geburt ihrer Kinder spontan.

Frauen, die vor dem Abklingen ihrer postnatalen Depression erneut schwanger werden, bemerken dann, daß die Depression verschwindet, sobald sie in anderen Umständen sind; es bleibt aber ungewiß, ob sich die Depression nach der nächsten Entbindung wieder einstellen wird oder nicht.

Wanda beschrieb diese Auswirkung einer zweiten Schwangerschaft folgendermaßen:

»Nach der Geburt meines ersten Kindes 1972 ging's mir großartig, bis ich die Kleine mit sechs Monaten abstillte. Dann wurde ich krank und dachte schon an Krebs oder sonstwas Schreckliches. Schließlich fühlte ich mich entsetzlich deprimiert und hatte große Angst, sogar vor mir selber. Einmal war ich schon so weit, daß ich bestimmt den Kopf in den Gasherd gesteckt hätte, wären nicht zufällig meine Eltern vorbeigekommen. Ein grauenhaftes Gefühl. Ich verlor mein ganzes Selbstvertrauen, und wenn wir ausgehen sollten, drückte ich mich jedesmal, so hundeelend war mir schon bei dem Gedanken. Als mein Kind neun Monate alt war, wurde ich erneut schwanger, und plötzlich lief alles bestens. Ich war wieder völlig obenauf.«

Für Frauen, die unter prämenstrueller Depression und prämenstrueller Spannung mit ihren vielfältigen Symptomen leiden (hier reicht das Spektrum von Niedergeschlagenheit und Spannungsgefühl bis zu Asthma, Migräne und Epilepsie), ist oft das Ausbleiben ihrer bisherigen Symptome das erste Anzeichen dafür, daß sie schwanger sind. Zu diesem Freisein von Symptomen kommt es gewöhnlich innerhalb des ersten, mit Sicherheit jedoch noch vor Beginn des vierten Schwangerschaftsmonats.

Schwangerschaftsunterbrechung

In den ersten Monaten einer nicht gewollten Schwangerschaft kann das schreckliche Dilemma »Soll ich, soll ich nicht?« entstehen. Dann verbindet sich bei der Frau Niedergeschlagenheit mit Ängstlichkeit, Scham, Zorn und dem unablässigen Grübeln, ob eine Schwangerschaftsunterbrechung möglich oder angezeigt sei oder nicht. Daraus resultieren nicht selten Schuldgefühle, und so kann es auch trotz des Eingriffs zu einer postnatalen Depression kommen, vor allem, wenn die betreffende Frau schon einmal einen postnatalen Zusammenbruch erlitten hatte. Oder die Frau gerät vorübergehend in eine Erschöpfungsphase – teils infolge der abrupten hormonalen Veränderungen aufgrund des Abbruchs, aber zum Teil auch, weil sie nach demselben nicht genug Zeit und Ruhe für die Umstellung hatte. Berufstätige Frauen lassen den Eingriff vorzugsweise am Wochenende vornehmen, damit sie am nächsten Werktag wieder zur Arbeit

gehen können und der Kollegenkreis nichts davon erfährt. Doch die sofortige Rückkehr an den Arbeitsplatz kann sie gesundheitlich und seelisch teuer zu stehen kommen.
Stets erschütternd, wiewohl selten, ist die Begegnung mit einer Frau, die nach jahrelangem Bemühen, ein Kind zu bekommen, endlich doch schwanger geworden ist – und nun so stark unter den Schwangerschaftssymptomen mit täglichem Erbrechen und tiefer Niedergeschlagenheit leidet, daß sie verzweifelt um Abbruch der Schwangerschaft bittet. In dieser Lage war die 31jährige Annabelle, als sie zehn Wochen nach Beginn der vorher so lange und heiß ersehnten Schwangerschaft weinend und schluchzend vorbrachte: »Ich kann nicht mehr. Niemand weiß, wie das ist. Niemand hatte mir gesagt, daß es so gräßlich wird. Glauben Sie mir, ich mache Schluß, wenn Sie mir nicht helfen.«
Um eine Behandlung des häufigen Erbrechens und der Depression zu ermöglichen, erklärte sich Annabelle zu einem viertägigen Versuch mit Progesteron bereit. So wurde das tägliche Erbrechen weitgehend kuriert. Bald gewann bei ihr der gesunde Menschenverstand die Oberhand – sie trug das Kind aus und wurde dann von einem strammen Jungen entbunden, den sie nach dem Krankenhaus benannte, das ihr geholfen hatte, schwanger zu werden.

Sterilisation (Unfruchtbarmachung)

Manchmal wird eine Sterilisation für den Ausbruch einer Depression verantwortlich gemacht, und dabei wurde bis 1978 angenommen, daß eine solch einfache Operation, bei der die Eileiter unterbrochen werden, den Hormonhaushalt des Körpers nicht aus dem Gleichgewicht bringen könne. 1978 jedoch wiesen Dr. Radwanska, Dr. Hamond und Dr. Berger von der Universität von Illinois nach, daß die Eierstöcke von Frauen, deren Eileiter unterbrochen wurden, in der Folge weniger Progesteron produzieren. Diese Ergebnisse wurden inzwischen von anderen Wissenschaftlern bestätigt. Heutzutage wird den meisten Frauen davon abgeraten, sich unmittelbar nach einer Entbindung sterilisieren zu lassen, lieber sollen sie ihre erste normale Menstruation abwarten. Von einer Sterilisation abgeraten wird auch, wenn sich ein prämenstruelles Syndrom entwickelt.

Über den Eindruck, den die postnatale Depression hinterläßt

Dr. John Cox und seine Mitarbeiter untersuchten, welchen Eindruck die postnatale Depression bei den Frauen hinterläßt, die sich zuvor einer guten Gesundheit erfreuten. Sie vermuteten, daß die Frauen die Erkrankung, so sie ohne größere Komplikationen verlief, bald vergessen haben oder sich ihrer nur verschwommen erinnern würden. Das Gegenteil jedoch erwies sich als richtig. Drei Jahre nach einer postnatalen Depression befragt, erinnerten sich die Mütter nicht nur lebhaft der vielen quälenden Symptome, sondern wußten auch noch genau, wie lange sie darunter zu leiden hatten.

11 Das prämenstruelle Syndrom

Die nächste Frage lautet nun: »Wann hört das bloß endlich auf?« Genau das wollten zwei Frauen wissen, denn:
»Nach vier Jahren gibt es immer noch keine Anzeichen dafür, daß die Depression, die nach der Ankunft meines Babys so plötzlich und ungebeten gekommen ist, endlich ein für allemal verschwindet.«
»Ich bin jetzt 42 Jahre alt und leide unter vielen körperlichen und seelischen Symptomen, die nach der Geburt meines Sohnes und meiner Tochter aufgetreten sind und sich seitdem ständig verschlimmert haben.«
Während das allgemeine Stimmungstief nach der Entbindung und die postnatale Erschöpfung von selbst abklingen, können die postnatale Depression oder gar Psychose jahrelang erhalten bleiben. Die Psychose wird im Krankenhaus so weit behandelt, daß die Frauen in der Gemeinschaft wieder funktionsfähig sind und meist nach wenigen Monaten entlassen werden können. Aber nur zu oft sind sie dann noch keineswegs völlig wiederhergestellt, sondern brauchen weiterhin eine kontinuierliche medikamentöse Therapie.
Nach der Geburt des Kindes kann der natürliche Wiedereintritt der Menstruation bis zu neun Monate auf sich warten lassen. Und danach ist nicht gesagt, daß sich der Zyklus fortan in normalen Abständen regelmäßig wiederholen wird. Ein Warnsignal ist gewöhnlich eine Verschlechterung des psychischen Zustands der Mutter maximal vierzehn Tage vorher. Hat sie diese erste Regelblutung hinter sich, so können ein paar Tage mit verminderter Depression und Spannung folgen. Allmählich klingt die Depression im Zuge der Besserung in den paar Tagen nach der Menstruation (Postmenstruum) ab, doch kehren die belastenden Symptome in den Tagen vor der Menstruation (Prämenstruum) rasch zurück. Dies ist das Stadium 2 in Abbildung 10 (S. 96); in ihm kann die Patientin viele Jahre lang bleiben, wobei sich die fortbestehende Depression im Prämenstruum vertieft.
Macht die Besserung gute Fortschritte, wird die vollständige Befreiung unmerklich mit einer Normalisierung während des Postmenstruums erreicht. Ein solches Muster repräsentiert das prämenstruelle Syndrom, Stadium 3 in Abbildung 10. Mit zunehmender Besserung kann sich die prämenstruelle Depressionsepisode langsam reduzieren, das heißt, sie wird von Mal zu Mal etwas kürzer und weniger lähmend, bis sie vielleicht nur noch ein oder zwei prämenstruelle Tage lang währt. Dieses Stadium schilderte ein Ehemann, ein Bauunternehmer, als er über seine Frau

sagte: »In ihrem Wesen gibt es viel Auf und Ab, und zur Zeit scheint es sich auf monatliche Tiefs und Hochstimmungen eingependelt zu haben.«

Allerdings kann dieses Pendeln zwischen Besserung im Postmenstruum und tiefer Verzweiflung im Prämenstruum in ungeminderter Intensität zwanzig Jahre und noch länger anhalten, bis die Menstruationsjahre mit der Menopause enden. Hier liegt das prämenstruelle Syndrom vor, und es kann durchaus erfolgreich behandelt werden.

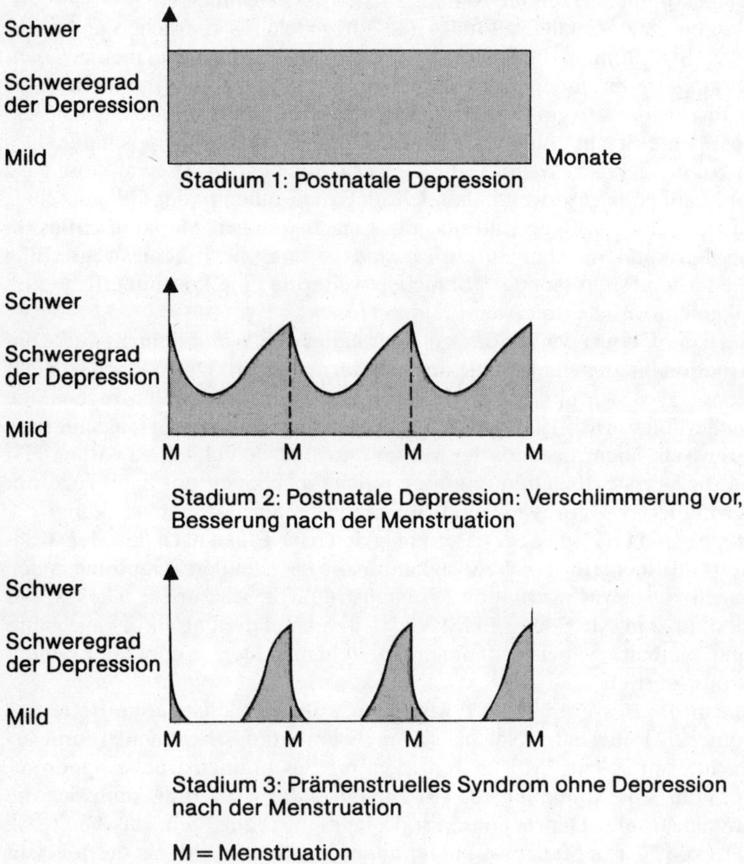

Abb. 10: Stadien des Übergehens der postnatalen Depression in das prämenstruelle Syndrom

Früherkennung der Auswirkung der Menstruation

Daß eine postnatale Depression mit der ersten Regelblutung nach der Geburt des Kindes beginnen kann, hat schon im Jahre 1855 der französische Arzt Dr. Marce beobachtet. Ihm fiel auf, daß Frauen, deren postnatale Depression beim Wiedereintritt der Menstruation einsetzte, häufig über Zerstreutheit, Gedächtnisschwäche, Mattigkeit, große Blässe, Anämie und Regelstörung klagten. Jenseits des Atlantiks, in Mississippi, berichteten Alfred Blumberg und Dr. Otto Billig 1942 über diese Schwankungen im psychotischen Verhalten von Klinikpatientinnen mit Wochenbettpsychose. Sie registrierten eine Zustandsverschlechterung zwischen Ovulation und Menstruation, und danach eine Besserung. Diese Befunde wurden von Dr. Harry Schmidt, Los Angeles, bestätigt; die amerikanischen Ärzte schlossen aus alledem, die Wochenbettpsychose müsse hormonalen Ursprungs sein oder zumindest eine hormonale Komponente haben, und begannen, sie mit dem schwangerschaftsbeschützenden Hormon Progesteron zu behandeln. Mehr darüber in Kapitel 14.
Gerade diese Verbindung von Wochenbettpsychose und prämenstruellem Syndrom meinte Frau Dr. Joan Malleson, als sie 1953 schrieb: »Es wird häufig beobachtet, daß es, wenn die Menstruation wiederauftritt, ehe die Psychose überwunden ist, in der prämenstruellen Phase wiederholt zu Verschlimmerungen kommt.« Daraufhin schlug Dr. A. B. Hegarty 1955 in einem Brief an das *British Medical Journal* die Bezeichnung »nach dem Wochenbett wiederkehrende Depression« für die rezidivierende Depression, Reizbarkeit und Spannung bei einem milden Anfall von typischer Wochenbettdepression vor, deren Symptome in der prämenstruellen Phase heftiger in Erscheinung treten. Aber diese Benennung fand nicht viel Anklang, weil sie diejenigen Frauen mit prämenstruellem Syndrom unberücksichtigt ließ, bei denen der Beginn der Beschwerden nicht mit einer Wochenbettdepression zusammenhing.
In der Abteilung für prämenstruelle Beschwerden am University College Hospital in London zeigte sich, daß von 100 dort hintereinander untersuchten Patientinnen mit insgesamt 59 Schwangerschaften (inklusive 6 Fehlgeburten) 73 Prozent der Frauen eine postnatale Depression entwikkelt hatten, die ärztlicher oder psychiatrischer Behandlung bedurfte. In der uns bereits bekannten in San Francisco vorgetragenen Untersuchung wurde festgestellt, daß in einer Gruppe von mehr als 300 Frauen, die alle an postnataler Depression gelitten hatten, nicht weniger als 84 Prozent in der Folge ein prämenstruelles Syndrom entwickelten. Dies zumindest ging aus ihrem über drei Monate geführten Menstruationskalender hervor.

Definition des prämenstruellen Syndroms

Die korrekte Definition des prämenstruellen Syndroms zu kennen, ist wichtig, weil die Bezeichnung oft sehr ungenau und häufig im falschen Zusammenhang gebraucht wird. Das prämenstruelle Syndrom wird definiert als »das Vorhandensein von regelmäßig wiederkehrenden Symptomen, die stets in derselben Phase des Menstruationszyklus auftreten, d. h. gewöhnlich im Prämenstruum bzw. ganz früh in der ersten Zyklushälfte, worauf dann mehrere völlig symptomfreie Tage folgen«.
Nach dieser Begriffsbestimmung könnte also Stadium 2 in unserer Abbildung 10 (S. 96) niemals das prämenstruelle Syndrom sein, denn hier dauert die Depression im Postmenstruum an. Erst im Stadium 3, ohne Depression im Postmenstruum, ist die Bezeichnung prämenstruelles Syndrom angebracht.
Unter »Syndrom« versteht man einen Symptomenkomplex, eine Gruppe von Krankheitserscheinungen, die meist zusammen auftreten. Das prämenstruelle Syndrom kann vielerlei Symptome umfassen, zum Beispiel Kopfschmerzen und Migräne, Rückenschmerzen, Gelenkschmerzen, Aufgedunsensein, hochgradige Atemnot, Heuschnupfen und Epilepsie. Diese Symptome kommen natürlich auch bei Männern und Kindern vor; zum prämenstruellen Syndrom gehören sie nur, wenn der zeitliche Zusammenhang mit der Menstruation stimmt und wenn ein paar Tage völlig symptomfrei vergehen und letzteres stets in derselben Phase jedes Menstruationszyklus der Fall ist.
Der Symptomenkomplex Spannung, der Müdigkeit, Niedergeschlagenheit und Reizbarkeit einschließt, wird im prämenstruellen Syndrom so häufig beobachtet, daß man von »prämenstrueller Spannung« spricht, wenn in Verbindung mit der Menstruation nur Müdigkeit, Niedergeschlagenheit und Reizbarkeit auftreten.
Je schärfer man die Merkmale und häufig erscheinenden Symptome des prämenstruellen Syndroms ins Auge faßt, desto klarer werden einem die Ähnlichkeiten zwischen diesem Syndrom und der postnatalen Depression. Müdigkeit, Niedergeschlagenheit und Reizbarkeit sind häufig auftretende Symptome der postnatalen Depression. Beim prämenstruellen Syndrom führt Wasserretention (schlechte oder verlangsamte Flüssigkeitsausscheidung) zu Aufgedunsensein und Gewichtszunahme; dadurch kann es zu allgemeinen Glieder-, Muskel- und Gelenkschmerzen sowie auch zu Kopfweh kommen. Es liegen prämenstrueller Natriumstau und Kaliumverlust vor, und ein zu niedriger Kaliumspiegel bewirkt Erschöpfung und ein dumpfes Schweregefühl in den Gliedern. Im Prämenstruum verändert sich die Glukosetoleranz dergestalt, daß der Organismus auf einen niedrigen Blutzuckerspiegel stärker anspricht. Ist der Spiegel nied-

rig, wird er automatisch durch Ausschüttung von Adrenalin ins Blut korrigiert, was wiederum plötzliche Angstzustände, aggressive Ausbrüche und Reizbarkeit, Schwäche und Migräne zur Folge haben kann. Der gesteigerte Appetit, das heftige Verlangen nach Zucker, die Schübe von Eßgier – das alles ist nun verständlich. Hinsichtlich der Symptome besteht eine bemerkenswerte Ähnlichkeit zwischen prämenstruellem Syndrom und postnataler Depression; vieles von dem, was wir schon früher angeführt haben, könnte auch für Frauen gelten, die unter dem prämenstruellen Syndrom leiden, solange die Symptome nur vor der Menstruation erscheinen und völlig verschwinden, sobald die Menstruation vorbei ist.
Eine ausführliche Beschreibung der vielen Symptome des prämenstruellen Syndroms findet sich in dem Buch *Once a Month* der Autorin.

Diagnose des prämenstruellen Syndroms

Für die Klärung der Frage, ob das prämenstruelle Syndrom vorliegt, sind nicht die vielen und verschiedenen Symptome entscheidend, die die betreffende Frau aufzuzählen vermag. Entscheidend ist vielmehr der zeitliche Zusammenhang der Symptome mit der Menstruation. Es nützt daher wenig, wenn eine Frau wegen eines prämenstruellen Syndroms den Arzt aufsucht, ohne akkurate Aufzeichnungen über die Zeitpunkte der Beschwerden und der Beschwerdefreiheit nebst exakten Menstruationsdaten mitzunehmen. Bei jeder Frau verläuft die Regel anders. Manchmal kommt sie alle drei Wochen, manchmal alle fünf Wochen, bei einigen Frauen dauert sie nur zwei Tage, bei anderen sieben oder acht Tage. Ein präzis geführter Regelkalender ist in jedem einzelnen Fall unerläßlich. Es gibt da verschiedene »Buchführungssysteme«. Ein gut geeignetes Schema zeigt Abbildung 11 (S. 100). Mit einem M (für Menstruation) – oder P (für Periode) – notieren Sie Ihre »Tage«; Ihre verschiedenen Symptome tragen Sie ebenfalls mit entsprechenden Kürzeln ein, zum Beispiel K für Kopfweh, S für Streit und Wütendwerden, B für Tage, an denen Sie vor Müdigkeit fast umkippen. Nach diesem tabellarischen Schema läßt sich auch das allmähliche Übergehen der postnatalen Depression in das prämenstruelle Syndrom protokollieren (siehe Abb. 12, S. 101).
Belinda gebar ihr erstes Kind im Januar. Da sie unter dem prämenstruellen Syndrom schon früher gelitten hatte, war sie es gewohnt, ihre Spannungstage zu notieren (vor der Schwangerschaft waren es immer nur zwei Tage gewesen). Sie hatte überhaupt kein allgemeines Stimmungstief nach der Entbindung. Die Depression begann Anfang April und verschlimmerte sich rasch. Ihre Tage bekam Belinda nach der Geburt des Kindes

	Jan.	Feb.	März	Apr.	Mai
1			B	B	B
2			B	B	M
3			B	B	M
4			B	B	M
5			B S	B	M
6	8		B S	M S	
7	B		B S	M	
8	B S		M B	M	
9	B	B	M B	M	
10	B	B	M		
11	B	B	M		
12	B	B			
13	B	B			
14	B	M S			
15	B S	M			
16	B S	M			
17	M B	M			
18	M				
19	M				
20					
21					
22					
23					
24					
25					
26					
27				B	
28				B	
29				B	
30				B	
31					

	Jan.	Feb.	März	Apr.	Mai
1					
2					
3					
4					
5					
6					
7					
8					
9					
10					
11					
12				B	
13				B	
14	B	B		B	B
15				B	
16	B		B	B	B
17	B	B K	B	B	B
18		B	B	B K	B
19	B K	B K	B	B K	M B
20	B K	M	B	B M	M
21	B	M	B K	K M	M K
22	B M	M	B	M	M K
23	M	M	M K	M	M
24	M	M	M	M	M
25	M	M	M		M
26	M		M		
27			M		
28			M		
29					
30					
31					

M = Menstruation B = Besonders müde

S = Streit K = Kopfschmerzen

Abb. 11: Prämenstruelles Syndrom: Schema eines PMS-Kalenders

	Jan.	Feb.	März	Apr.	Mai	Juni	Juli	Aug.	Sep.	Okt.	Nov.	Dez.
1					x	X M	●		●	●		
2					x	X M	●		●	●	●	
3				●	x	x	●		●	●	●	
4				●	x	●	●		●	●	X	
5				●	x	●	●		●	●	X	
6				●	x	●	●	●	●	●	X	
7				●	x	●	●	●	●	X	X	
8				x	x	●	●	●	●	X	X	M
9	Baby			x	x	●	●	●	●	X	X	M
10				x	x	●	x	●	X	X	X	M
11				x	x	●	x	X	X	X	M x	M
12				x	x	x	x	X	X	X	M x	
13				x	x	x	x	X	X	X	M	
14				x	x	x	x	X	X	M	M	
15				x	x	x	x	X	X	M		
16				x	x	x	x	X	M	M		
17				x	x	x	X	X	M x			
18				x	x	x	X	X	M x			
19				x	x	X	X	x M	M x			
20				x	x	X	X	x M	M x			
21				x	x	X	X	x M	●			
22				x	X	X	x M	x M				
23				x	X	X	x M	x M				
24				x	X	X	x M					
25				x	X	x M	x M					
26				x	X	x M	x M					
27				x	X	x M	x M					
28				x	X M	x M						
29				x	X M	x						
30				x	X M	x						
31					X M			●				

M = Menstruation ● = Milde Depression

x = Mäßig schwere Depression X = Schwere Depression

Abb. 12: Übergehen der postnatalen Depression in das prämenstruelle Syndrom

erstmals wieder im Mai; vorher hatte sich ihre Depression vertieft. Sechs Tage lang war sie dann sehr reizbar, aber nach der Menstruation gab sich das etwas. Diese Besserung machte weitere Fortschritte, und nach ihrer Periode im Juli fühlte sie sich zum ersten Mal seit drei Monaten ein paar Tage lang wirklich wohl. Allerdings kehrte die gedrückte Stimmung bald zurück. Doch die Tage, an denen es ihr stimmungsmäßig besser ging, mehrten sich nach und nach, und die prämenstruelle Spannung war nicht allzu belastend. Im November begab sich Belinda in Behandlung – mit dem Erfolg, daß ihr Problem zufriedenstellend gelöst wurde.
Frauen, die das prämenstruelle Syndrom sehr quält, möchten ihre monatlichen Probleme natürlich ein für allemal loswerden. Es wäre jedoch zu einfach, sich als Maßnahme zur Befreiung von hartnäckig wiederkehrenden Beschwerden beispielsweise das Entfernen der Gebärmutter vorzustellen. Von der Gebärmutter rühren die Monatsblutungen her; die Entfernung dieses Organs ist ein relativ ungefährlicher Eingriff und wird häufig vorgenommen. Obwohl es sich um eine größere Operation handelt, können die meisten Frauen das Krankenhaus nach zwei bis drei Wochen verlassen. Leider schafft aber die Gebärmutterentfernung die Probleme des prämenstruellen Syndroms nicht aus der Welt. Die Zyklushormone werden von der Menstruationsuhr an der Gehirnbasis gesteuert, und unabhängig davon, ob die Gebärmutter vorhanden ist oder nicht, sorgen diese Uhr und die Hypophyse planmäßig für die Stimulation zur Ausschüttung der Zyklushormone in den Blutstrom. Wenn der Zyklushormonhaushalt so weit aus dem Gleichgewicht geraten ist, daß infolgedessen die Symptome des prämenstruellen Syndroms auftreten, läßt sich die hormonale Unausgewogenheit durch eine Gebärmutterentfernung nicht korrigieren, sondern bleibt trotz des Eingriffs unverändert bestehen und löst weiterhin in monatlichen Intervallen auch ohne Menstruation regelrechte Symptome aus. Empfehlenswerter als eine Gebärmutterentfernung ist beim prämenstruellen Syndrom zum Beispiel die Wiederherstellung des gestörten hormonalen Gleichgewichts durch Progesterongaben.
Das Erkennen der Ähnlichkeiten zwischen postnataler Depression und dem prämenstruellen Syndrom wird wirksamere Verfahren zur Behandlung der postnatalen Depression ermöglichen, aber dazu müssen wir über die hormonalen Veränderungen in Menstruation, Schwangerschaft und Wochenbett Bescheid wissen, mit denen wir uns im folgenden Kapitel befassen werden.

12 Das Auf und Ab im Hormonhaushalt

Hormone sind chemische Botenstoffe des Organismus, die bestimmten Zellarten den Anstoß zu Veränderungen geben. Im *Shorter Oxford English Dictionary* ist »Hormon« so definiert: »Eine in einem Organ gebildete Substanz, die dazu dient, einen lebenswichtigen Prozeß anzuregen, z. B. Sekretion.« Das Wort Hormon ist abgeleitet von griechisch *horman* »in Bewegung setzen, antreiben, anregen«, zu *horme* »Anlauf, Angriff, Antrieb«. Dieses »antreiben« trifft es genau: Hormone treiben bestimmte Zellen zu bestimmten Tätigkeiten an. Hormone werden von den endokrinen Drüsen gebildet und mit dem Blut zum entsprechenden Organ gebracht, um dessen Tätigkeit zu beeinflussen. Mit der Chemie und Biochemie der Hormone beschäftigt sich die Endokrinologie. Als sehr kraftvolle Botenstoffe erzielen Hormone schon in winzigen Mengen nachhaltige Wirkungen. Hormone sind hochspezialisierte Substanzen; jedes Hormon hat meist nur einige wenige Aufgaben und kann seinem Auftrag nur gerecht werden, wenn die richtigen Bedingungen herrschen.

Hormone steuern sämtliche Tätigkeiten unseres Organismus. Sie beeinflussen Wachstum, Körpertemperatur, Reaktionen auf Streß, Verdauung, Ausscheidung, Pigmentierung und viele andere Körperfunktionen. Uns interessieren in diesem Kapitel indes nur die Hormone, die im weiblichen Organismus mit den Funktionen von Menstruation und Schwangerschaft zu tun haben.

Früher galt die Hypophyse an der Unterseite des Hypothalamus an der Gehirnbasis als »Chef des endokrinen Orchesters«, weil sie nach damaliger Auffassung viele Hormone kontrollierte und für viele Körperfunktionen zuständig war. Heute wissen wir mehr über die Bedeutung des Hypothalamus sowie seine enge Verbindung mit der Hypophyse und sprechen daher besser von der Hypothalamus-Hypophysen-Achse, zumal wir auch nicht mehr so sicher sind, welches der beiden Organe mehr bewirkt als das andere (Abb. 13, S. 104).

Im Hypothalamus befinden sich das Zyklussteuerzentrum (die Menstruationsuhr) und die Steuerzentren für Gemütslage, Schlaf, Gewicht und den Tag-Nacht-Rhythmus. Manche meiner Leserinnen werde ich nicht erst daran erinnern müssen, daß während der postnatalen Depression Gemütslage, Schlaf, Gewicht und Tag-Nacht-Rhythmus gestört sind.

Bei normal menstruierenden Frauen veranlaßt die Menstruationsuhr die Ausschüttung der Hormone, die für die zeitliche Steuerung von Ovula-

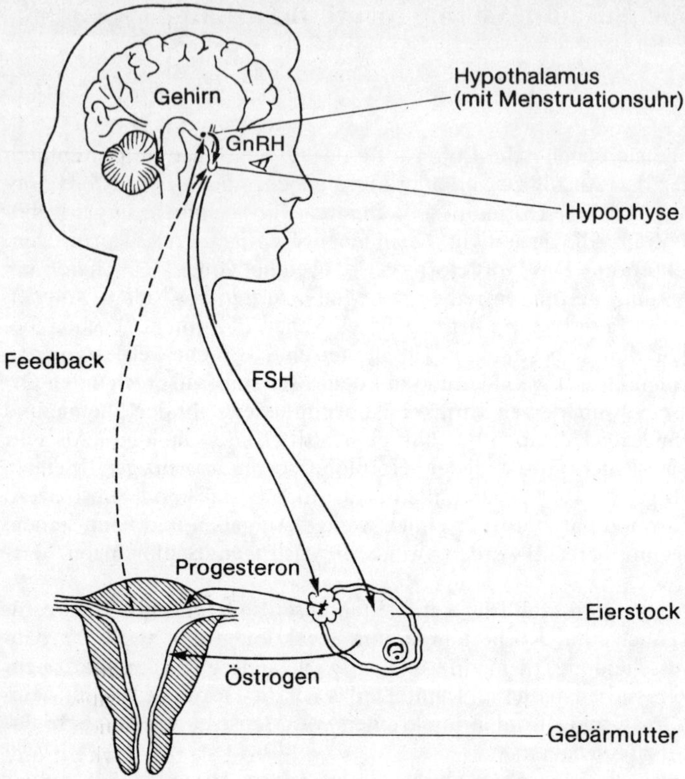

Abb. 13: Hypothalamus, Hypophyse und Zyklushormone (Schematische Darstellung)

tion und Menstruation erforderlich sind, und sie bestimmt auch die Menstruationsintervalle. Aber in der Schwangerschaft ist diese Steuerfunktion entbehrlich, da nun die plazentar-fetale Achse die Kontrolle über die Schwangerschaftshormone übernimmt. Die Menstruationsuhr ist dann vorübergehend abgeschaltet.

Der Hypothalamus erzeugt ein sehr starkes Hormon, das Gonadotropin-Releasing-Hormon (GnRH), das auf speziellem Wege die Hypophyse erreicht und die Freisetzung ihrer zwei Zyklushormone FSH (follikelstimulierendes Hormon) und LH (Luteinisierungshormon) auslöst. Von der Hypophyse aus bringt der Blutstrom das FSH in den Eierstock. Dort hat das Hormon zwei Aufgaben. Es bewirkt, daß einer der Tausende unreifer

Follikel im Eierstock reif wird und an der Eierstockoberfläche als Bläschen erscheint, in dem sich die Eizelle befindet. Zudem regt das FSH die Eierstockzellen zur Bildung des Hormons Östrogen an. Dieses Östrogen wird über das Blut zur Gebärmutter geleitet, wo es bewirkt, daß die bei der Menstruation abgebaute Gebärmutterschleimhaut nachwächst (Abb. 13).
Das andere Hypophysenhormon, LH, gelangt ebenfalls in den Eierstock; es sorgt dafür, daß der reifende Follikel platzt und die Eizelle freigibt. Dieser Ovulation (Eisprung) genannte Vorgang spielt sich normalerweise alle vierzehn Tage vor Menstruationsbeginn ab. Auch bewirkt das LH, daß dort, wo der Follikel geplatzt ist, besondere Zellen entstehen, die die bemerkenswerte Eigenschaft besitzen, das Hormon Progesteron zu produzieren. Progesteron findet sich im Blut nur nach der Ovulation und bis zur Menstruation. Es wird vom Blut zur Gebärmutter befördert. Unter seinem Einfluß verdickt sich die Gebärmutterschleimhaut, damit ein geeignetes Polster für die Einnistung der befruchteten Eizelle nach der Empfängnis vorhanden ist. Progesteron wird als Schwangerschaftshormon bezeichnet, weil es die Gebärmutter auf eine mögliche Schwangerschaft vorbereitet.

Die Hormonspiegel im Blut

Die Spiegel der verschiedenen Zyklushormone schwanken während des ganzen Menstruationszyklus (Abb. 14). Den hohen Ovulationsgipfel ausgenommen, ist das LH den ganzen Zyklus hindurch nur in kleinen Mengen vorhanden. Das FSH ist ebenfalls während des gesamten Zyklus präsent, jedoch in wechselnder Quantität. Diese Hormone treten in den Blutstrom nicht kontinuierlich, sondern in Schüben über. Beim LH zum Beispiel schätzt man den Abstand zwischen den Schüben auf 20 Minuten. Östrogen findet sich während des ganzen Zyklus in unterschiedlichen Mengen, und zwar vermehrt sowohl zum Zeitpunkt der Ovulation als auch wieder in der Mitte zwischen Ovulation und Menstruation. Das Progesteron dagegen ist in der ersten Zyklushälfte in nicht meßbarer Menge und verstärkt ausschließlich bei der Ovulation vorhanden. Nach seinem Anstieg in der Mitte zwischen Ovulation und Menstruation, etwa um den 21. Tag, fällt es rasch ab und ist bei der Menstruation verschwunden.
Bei den hier angesprochenen Hormonspiegeln handelt es sich um die mittels Radioimmunassay nachgewiesenen Hormonkonzentrationen im Blut. In jüngerer Zeit jedoch haben Dr. Kruitwagen und seine Mitarbeiter in Rotterdam nachweisen können, daß der Progesteronspiegel in der Peritonealflüssigkeit nach der Ovulation im Durchschnitt fünfmal so hoch

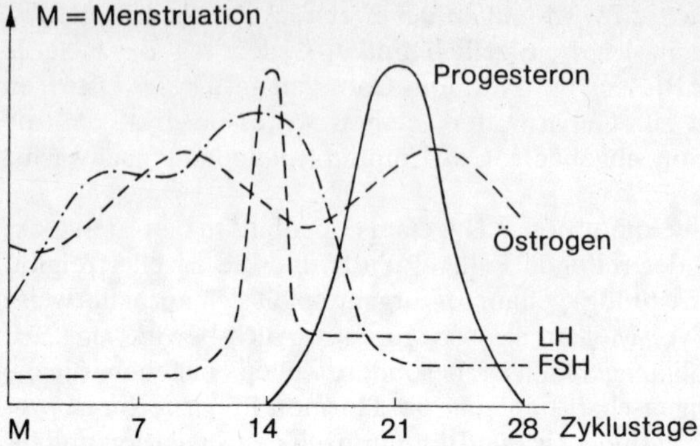

Abb. 14: Schwankungen in der Bildung und Ausschüttung von Zyklushormonen während des Zyklus

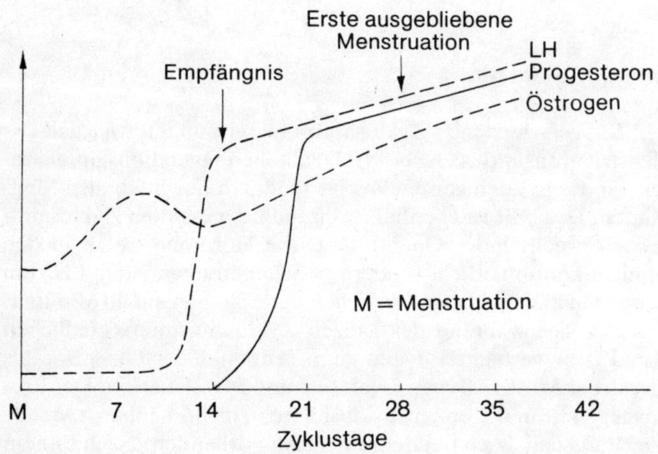

Abb. 15: Hormonspiegelschwankungen in den ersten Schwangerschaftsmonaten

ist wie der Progesteronspiegel im Blut. Das heißt, daß wir in Zukunft wohl unsere Vorstellung über die Progesteronspiegel revidieren müssen und wir bei der Untersuchung der postnatalen Depression und des prämenstruellen Syndroms unser Augenmerk stärker auf die Hormonspiegel in der Peritonealflüssigkeit richten müssen. Ist es jedoch noch relativ einfach, zur Hormonbestimmung an Blutproben zu kommen, so ist es leider schwieriger, Peritonealflüssigkeit aus der Bauchhöhle zu erhalten.

Schwangerschaftshormone

Mit der Empfängnis kommt es sogleich zu Veränderungen des Hormonhaushalts, noch ehe die erste Menstruation ausgeblieben oder der Fetus in die Gebärmutter eingebettet ist. Manche Frauen merken den Unterschied schon einen oder zwei Tage nach der Empfängnis und brauchen dann nicht mehr das Ausbleiben der Regel abzuwarten, um sicher zu sein, daß sie schwanger sind. Wie eine werdende Mutter erklärte:

»Ich wußte, daß ich schwanger geworden war. Zuerst hatte ich eine schreckliche Migräne. Dann, einen bis zwei Tage später, fühlte ich mich übel und müde, meine Brüste wurden druckempfindlich und größer, aber ich mußte noch sieben Tage zugeben, um zu sehen, ob meine Periode kam. Mein Mann hat mir nicht geglaubt, aber ich wußte, unser Baby war unterwegs.«

Binnen Stunden nach der Empfängnis beeinflußt die befruchtete Eizelle die Hormonsituation. Statt abzusinken steigt während der Schwangerschaft der LH-, Östrogen- und Progesteronspiegel ständig (Abb. 15); zudem werden mindestens vier einzigartige neue Hormone gebildet. Als einzigartig gelten sie, weil sie nur während der Schwangerschaft gefunden werden. Man nennt sie Choriongonadotropin, humanes Plazentalaktogen (HPL), Chorionthyreotropin und das Thyreotropin. Allmählich bildet sich die Plazenta und wird zu einer Hormonfabrik, die während der Schwangerschaft, zum Teil unter der Kontrolle der Nebennieren des Fetus, sehr große Mengen von Östrogen und Progesteron produziert. Deren Entstehungsort ist in den frühen Schwangerschaftswochen der Eierstock, aber nach und nach übernimmt die Plazenta die Produktion, und dadurch steigt der Progesteronspiegel im Blut auf das Fünfzehn- bis Dreißigfache des normalen Progesterongipfels, der bei einer Nichtschwangeren am 21. Tag beobachtet wird (Abb. 14).

Ein anderes Hormon mit markant verstärkter Ausschüttung ist das in der Hypophyse gebildete Prolaktin. Sein Spiegel steigt während der Schwangerschaft an. Das Prolaktin ist zuständig für die Vorbereitung der Brust auf die Laktation. Schon in den frühen Stadien der Schwangerschaft kann als eines der ersten Symptome die Vergrößerung der Brüste auftreten, wobei die Adern sichtbar werden; ferner ist es mitunter bereits in der sechsten bis achten Schwangerschaftswoche möglich, etwas Flüssigkeit aus der Brustwarze zu drücken.

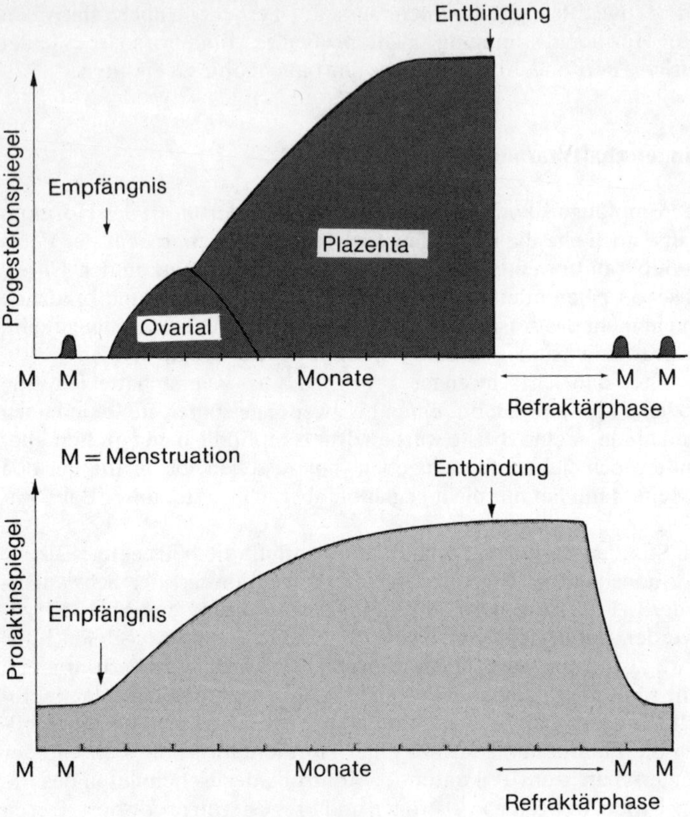

Abb. 16: Progesteron- und Prolaktinspiegel in der Menstruation, der Schwangerschaft und der Refraktärphase

Im Laufe der Schwangerschaft nimmt die von den Nebennieren erzeugte Hormonmenge zu, so daß doppelt soviel Kortikosteroid gebildet wird. Überdies ändert sich in den letzten Monaten der Schwangerschaft der Tag-Nacht-Rhythmus dergestalt, daß bei einer Schwangeren um Mitternacht mehr Kortikosteroide produziert werden, wohingegen der Gipfel bei einer Nichtschwangeren gewöhnlich gegen 9 Uhr zu verzeichnen ist. Da alle diese Hormone während der Schwangerschaft der Kontrolle durch die Plazenta und den Fetus unterliegen, ruht die Menstruationsuhr bis zum Wiederauftreten der Periode nach der Geburt des Kindes.

Wehen

Die Bildung neuer Hormone in der Schwangerschaft bringt es mit sich, daß sich die Mengen der im Körper zirkulierenden Hormone total ändern. Allerdings geht dies allmählich vonstatten und ist kaum mit den jähen, abrupten Veränderungen zu vergleichen, die bei der Geburt des Kindes eintreten, wenn Plazenta und Baby zusammen den mütterlichen Körper verlassen. Über Monate hinweg aufgebaut, fallen diese Hormonspiegel dann innerhalb weniger Stunden enorm ab. Die im Blutstrom zirkulierenden Progesteron- und Östrogenmengen sind so gering, daß sie in Nanogramm per Milliliter gemessen werden, ng/ml, das ist $\frac{1}{1000000000}$ Gramm in einem Milliliter Blut. Um die Winzigkeit dieses Bruchteils zu illustrieren: Wenn wir 1 Gramm mit 10 Millionen Pfund Sterling gleichsetzen, wäre 1 Nanogramm gleich 1 Penny. Der Progesteronspiegel im Blut sinkt von den etwa 150 ng/ml am Ende der Schwangerschaft auf unter 7 ng/ml am dritten Tag nach der Entbindung und ist um den siebten Tag nach der Entbindung völlig verschwunden. Ähnlich verringern sich die Östrogen-Werte von durchschnittlich 2000 ng/ml in den letzten Monaten der Schwangerschaft auf 20 ng/ml am dritten Tag nach der Entbindung; sie pendeln sich dann auf rund 10 ng/ml ein, und dabei bleibt es bis zum Eintreten der menstruellen Umstellungen. Die erwähnten vier einzigartigen Hormone, die die Plazenta erzeugt hatte, verschwinden gänzlich. Die Hypophyse indessen produziert weiterhin reichlich Prolaktin zur Förderung der Milchbildung bei den werdenden Müttern (Abb. 16).
Die Anpassung einer Mutter an derart ausgeprägte Veränderungen ihres Hormonhaushalts ist wirklich eine heroische Leistung, und man wundert sich tatsächlich darüber, daß so viele Frauen es schaffen und die Umstellungen bei den wenigsten von ihnen Störungen hervorrufen.
Es ist interessant, daß Tiere die Plazenta nach der Geburt fressen; das kann aber nicht den Zweck haben, dadurch das rapide Absinken der Hormonspiegel auszugleichen, denn die Hormone würden durch die Verdauung aufgeschlossen und nicht absorbiert werden.

Das Wochenbett

Wenn der Östrogen- und der Progesteronspiegel nach der Entbindung absinken, bleibt ersterer niedrig, während die Progesteronproduktion völlig zum Erliegen kommt. In dieser Ruhe- oder Refraktärphase ist die Reaktion der Hypophyse und der Eierstöcke auf GnRH und LH wirkungslos. Wenn also der Hypophyse oder dem Eierstock die üblichen

Stimulantien wie GnRH, LH oder Clomiphen (ein Mittel gegen Unfruchtbarkeit, das normalerweise die Ovulation auslöst) zugeführt werden, erfolgt daraufhin nicht die normale Ausschüttung der einschlägigen Hormone. Die Zyklushormone der Hypophyse und des Eierstocks haben in dieser Refraktärphase »Ruhepause«.
Stillt die Mutter ihr Kind, so bleibt ihr Prolaktinspiegel bis zum Abstillen erhöht, und so lange dauert die Refraktärphase wahrscheinlich an. Bei nichtstillenden Frauen gibt es eine Refraktärphase mit erhöhtem Prolaktinspiegel im Blut, die ungefähr zwei Wochen oder zwei Monate dauert; die individuellen Unterschiede sind hier allerdings beträchtlich.

Wiedereintritt der Menstruation

Wenn sich der erhöhte Prolaktinspiegel im Blut bei stillenden Müttern am Ende der Stillperiode oder bei Müttern, die nicht gestillt haben, nach ein paar Wochen auf den Normalstand einpendelt, kommt es wieder zur Menstruation. Forscher, die bei Müttern nach der Entbindung regelmäßig Hormonspiegelbestimmungen vorgenommen haben, konnten nachweisen, daß der erwartete Östrogenanstieg mit dem nachfolgenden normalen Progesterongipfel vor der ersten Regelblutung tatsächlich eintritt. Wie dem auch sei, bei manchen Frauen geschieht dies, wenn die erste prämenstruelle Spannung und Depression kommt, während es bei Frauen, die eine postnatale Depression durchgemacht hatten, die Zeit ist, in der die Symptome zunehmen, die oft vor der Menstruation erscheinen (Abb. 16).
Es gibt aber auch noch andere Ruhepausen der Menstruationsuhr, zum Beispiel die Pubertät, die Zeit nach dem Absetzen der Pille oder bei Magersucht. In allen diesen Fällen wird sich wahrscheinlich nach dem Ende der Ruhe- oder Refraktärphase der Menstruationsuhr das prämenstruelle Syndrom einstellen.

Hormontransport im Blut

Die meisten Hormone werden im Blut von ihrem Ursprungsorgan aus zu den Zellen, die sie stimulieren sollen, transportiert. Der Transport der Sexualhormone vollzieht sich durch Befestigung oder »Bindung« an ein Proteinmolekül, das sogenannte Globulin. Die Konzentration an sexualhormonbindendem Globulin – mit der Abkürzung SHBG von der englischen Bezeichnung sex hormone binding globuline – im Blut kann jetzt mit Hilfe eines Tests bestimmt werden, bei dem seine Fähigkeit zur Bindung von Dihydrotestosteron (DHT) gemessen wird. Männer haben einen niedrigeren SHBG-Spiegel, da sie mehr Testosteron produzieren. Ebenfalls niedriger ist der SHBG-Spiegel bei Frauen, die übermäßig fettleibig oder extrem behaart sind, die an einer Schilddrüsen- oder Lebererkrankung leiden und auch bei jenen, die Gestagen oder andere Medikamente einnehmen. Dr. Maureen Dalton konnte 1981 mit folgenden Untersuchungsergebnissen aufwarten: Während sich der SHBG-Spiegel von 50 gesunden Frauen, die keine Medikamente einnahmen und die auf direkte Befragung angaben, unter keinerlei prämenstruellen Symptomen zu leiden, in allen Fällen im Normalbereich zwischen 50 und 80 nmol DHT/1 befand, betrug der von 50 Frauen mit schwerem prämenstruellem Syndrom lediglich 16 bis 50 nmol DHT/1. Darüber hinaus läßt sich bei den Patientinnen mit prämenstruellem Syndrom und niedrigem SHBG-Spiegel durch die Behandlung mit Progesteron eine dosisabhängige und vorteilhafte Erhöhung des SHBG-Spiegels erzielen. Genauso wie fast alle Frauen bei der Entbindung zu einem gewissen Grad eine Analgesie (Schmerzunempfindlichkeit) aufweisen, lassen sich in den ersten sieben Tagen nach der Entbindung leider keine zuverlässigen SHBG-Werte ermitteln. Bei jenen wenigen Frauen jedoch, die an postnataler Depression leiden und vor der Verschreibung beziehungsweise Einnahme von Medikamenten (in der Regel Tranquilizer oder Antidepressiva) untersucht wurden, wurden ebenfalls niedrige SHBG-Spiegel festgestellt, die nach Gabe von Progesteron anstiegen.

Hormonrezeptoren

Ist ein Hormonmolekül erst einmal zu seiner Zielzelle transportiert worden, muß es weiter zum Zellkern befördert werden – Voraussetzung hierfür ist das Vorhandensein eines spezifischen Hormonrezeptors in der Zelle. Diese Hormonrezeptoren sind in der Lage, ein einzelnes Molekül ihres speziellen Hormons durch die Zellsubstanz in den Kern dieser Zelle zu transportieren, wo es sich an die DNA bindet. Es gibt für jedes natürliche Hormon eigene Rezeptoren, so beispielsweise für die Schilddrüsenhormone, für Insulin, Kortikosteroid, Östrogen, Testosteron und Progesteron. Keine Hormonrezeptoren gibt es jedoch für die synthetisch hergestellten Hormone wie das orale Gestagen, die dem Körper fremd sind.
In den letzten zehn Jahren hat sich unser Kenntnisstand im Bereich der Hormonrezeptoren, speziell der Progesteronrezeptoren, erheblich erweitert. Progesteronrezeptoren haben im Körper zahlreicher Tierarten

isoliert werden können, so in dem von Schimpansen, Schweinen, Hunden, Katzen, Vögeln, Nagetieren, Schlangen, Schildkröten und Fröschen. Das heißt also, daß Progesteronrezeptoren nicht allein auf die menstruierenden Tierarten beschränkt sind. Zum ersten Mal in menschlichen Zellen isoliert wurden Progesteronrezeptoren 1981 von Jacobs und seinen Mitarbeitern. Sie wurden in den meisten Körperorganen vorgefunden, die höchste Konzentration jedoch im limbischen Mittelhirnbereich, dem Zentrum von Emotionen. Dieser Bereich wird von den Tierphysiologen als »Bereich der Wut und der Gewalt« bezeichnet, da eine Stimulation an diesem Ort bekanntlich ein gewalttätiges Verhalten auslöst. Zu den anderen Orten, an denen Progesteronrezeptoren gefunden werden, gehören Vagina, Gebärmutter, Augen, Nasen-Rachen-Gänge, Lungen, Leber und Harnröhre – alles Körperstellen, wo sich auch prämenstruelle Symptome äußern können.
Es sieht also ganz danach aus, als könne die Ursache für die postnatale Depression und das prämenstruelle Syndrom in der Aufnahmefähigkeit der Progesteronrezeptoren liegen. Tierversuche haben gezeigt, daß die Affinität der Rezeptoren für Progesteron durch die Anwesenheit anderer Hormone wie Adrenalin oder chemischer Substanzen beeinträchtigt werden kann. Wenn der Blutzuckerspiegel auf den niedrigsten Stand fällt, kommt es zu einem rapiden Adrenalinanstieg, bei dem Glukose aus den Zellen freigesetzt wird, um den Blutzuckerspiegel zu erhöhen (siehe Seite 121). Es gibt eine auffallende Ähnlichkeit zwischen der Formel der Progesteronrezeptoren, die DNA an vier Orten binden, und der der Glukokortikoidrezeptoren, die an drei Orten, von denen einer ein Progesteron-Bindungsort ist, binden. Leider läßt sich heute die Aufnahmefähigkeit der Progesteronrezeptoren noch nicht im Gehirn lebender Frauen untersuchen.

Hormonale Ursachen

Wenn man die gewaltigen Veränderungen im Hormonsystem einer Frau mit den Umstellungen vom Zustand der Nichtschwangerschaft auf Schwangerschaft, Entbindung, Wochenbett, Refraktärphase und Wiederkehr der Menstruation umfassend würdigt, kann man schon verstehen, daß dies für einige Frauen einfach zuviel ist und zu einem Zusammenbruch oder wenigstens einer postnatalen Depression führt. Bei manchen dieser Mütter treten die psychischen Störungen während der hormonalen Umwälzungen der Schwangerschaft auf, aber bei den meisten sind die abrupten Veränderungen um die Zeit der Niederkunft der auslösende Faktor. Viele Frauen fühlen sich in den letzten Schwangerschaftsmonaten besser als gewöhnlich und sind in gehobener Stimmung. Das dürften überwiegend Frauen mit reichlicher plazentarer Progesteronproduktion sein, aber gerade bei ihnen ist auch der Unterschied zwischen ihren Progesteronwerten in den letzten Monaten der Schwangerschaft und denen des Frühwochenbetts am größten, was es sehr wahrscheinlich macht, daß sich bei ihnen eine postnatale Depression entwickeln wird.

Professor Nott von der Oxford University hat mit seinem Team bei siebenundzwanzig Frauen die Hormonspiegel von den letzten Schwangerschaftsmonaten an bis nach der Entbindung studiert. Die Frauen füllten Fragebogen aus, mit denen Zeichen von Depression erfaßt werden sollten. Wie die Arbeitsgruppe feststellte, waren es vor allem die Frauen mit dem stärksten Progesteronabfall nach der Entbindung, die sich binnen zehn Tagen nach der Geburt des Kindes als deprimiert einstuften; seltener dagegen gaben sie die für die typische Depression so charakteristischen Schlafstörungen zu Protokoll. Wie in Kapitel 4 erwähnt, haben Frauen mit postnataler Depression häufig nicht das Schlafmuster einer typischen Depression mit dem frühen Aufwachen, sie sehnen sich eher nach Schlaf. Meist waren die Östrogenspiegel während der Schwangerschaft bei denjenigen Frauen höher gewesen, die sich nach der Niederkunft als reizbarer erwiesen. Schließlich fand das Nott-Team noch heraus, daß in der Gruppe der Frauen, die sich nach der Entbindung deprimiert fühlten, diejenigen zahlreicher waren, die unter prämenstrueller Spannung litten. Dabei ist zu beachten: Die anhand dieses sehr subtil angelegten Fragebogens ermittelten Depressionen waren allesamt nicht so schwer, daß sie medikamentöser Behandlung bedurften.

Dr. K. McNally und seine Kollegen zeigten auf, daß Prolaktin die Freisetzung von Progesteron aus den besonderen Zellen, die es im Eierstock bilden, hemmt. Dr. L. J. Benedek-Jaszmann und Dr. M. D. Hearn-Sturtevant von der Stiftung Evangelisches Regionalkrankenhaus in Bennekom, Niederlande, machten als erste darauf aufmerksam, daß einige in der Unfruchtbarkeitsklinik des Krankenhauses betreute Frauen mit prämenstruellem Syndrom erhöhte Prolaktinspiegel hatten. Es gelang ihnen, bei diesen Frauen den Prolaktinspiegel durch Bromocriptingaben zu senken und sie von ihrem prämenstruellen Syndrom zu befreien. Auch Madeline Munday konnte aus ihrer Tätigkeit am St. Thomas' Hospital in London bestätigen, daß einige Frauen mit prämenstruellem Syndrom einen hohen Prolaktinspiegel aufwiesen.

Wie bereits betont, verschlechtert sich der Zustand von Frauen mit postnataler Depression und Psychose während des Prämenstruums, in dem ja der Progesteronspiegel nach dem Gipfel am 21. Tag erneut absinkt. Könnte es sein, daß diese Frauen, denen der rapide Progesteronrückgang

im Frühwochenbett und der totale Ausfall des Hormons in der Refraktärphase schon schwer zu schaffen gemacht hatte, einen neuerlichen Progesteronmangel nicht mehr verkraften, wenn er vor der Menstruation auftritt, also gerade zu einer Zeit, in der ihr Körper den Wirkstoff braucht?
»In der Praxis allein zeigt sich die Bewährung« – im Sinne dieses Sprichworts sei hier angemerkt, daß mit Progesteron gute Behandlungserfolge bei postnataler Depression erzielt worden sind. Mehr darüber in Kapitel 14.

Die Pille

Claire, eine 28jährige Friseuse, fragte:
»Ich wüßte gern, warum es mir durch die Pille jetzt derartig miserabel geht, obwohl ich sie in den vier Jahren nach meiner Heirat immer gut vertragen habe. Erst seit Ians Geburt ist das so. Ich habe drei Typen ausprobiert und nehme derzeit ..., ein reines Progesteron-Präparat. Aber es ist ja alles dasselbe Zeug. Ich fühle mich elend, kränklich, habe es gründlich satt und bin kalt und frigide geworden.«
Oft stellen Frauen wie Claire fest, daß ihnen die Pille, mit der sie bislang keinerlei Probleme hatten, nach der Geburt des Kindes nicht mehr bekommt. Dazu muß man wissen, daß zwischen dem natürlichen Gestagen Progesteron und den künstlichen Gestagenen ein entscheidender Unterschied besteht, der vielen überhaupt nicht klar ist. Oral verabfolgt, kann das natürliche Hormon, Progesteron, über das wir in diesem Kapitel so viel gehört haben, nicht absorbiert werden. Dasselbe ist der Fall bei einigen anderen natürlichen Hormonen, zum Beispiel dem Insulin, das Diabetiker bekommen. Wenn Progesterongaben angezeigt sind, werden sie als Injektionen verabreicht oder in Form von Zäpfchen oder Pessaren zugeführt. Nun suchten die Biochemiker etwas für die orale Anwendung und fanden einige völlig neuartige Verbindungen. Eine davon kennen wir heute unter der Bezeichnung Norethisteron. In Tests erwies es sich als ein ausgezeichnetes Kontrazeptivum, aber es vermag Progesteron im Körper nicht zu ersetzen. Bei Ratten und Kaninchen, denen man die Eierstöcke entfernt und bereits Östrogen verabfolgt hatte, konnte es Scheidenblutung hervorrufen. Wegen dieser progesteronähnlichen Wirkung nannte man es Progestogen. In seiner Formel ähnelt es dem Progesteron wie dem männlichen Sexualhormon Testosteron. Betrachten Sie dazu die Abbildung 17 (S. 115): Sehen Sie den Unterschied? Dr. E. D. B. Johansson und seine Kollegen in Uppsala, Schweden, haben als erste darauf aufmerksam gemacht, daß Norethisteron und die vielen anderen künstlichen

Gestagene, die oral oder für langwirkende Injektionen verwendbar sind, sich in ihrer Wirkungsweise alle insofern gleichen, als sie den normalen Progesteronspiegel der Frau senken. Das aber bedeutet leider, daß sich der Zustand von Frauen, die bereits an Progesteronmangel leiden, wie zum Beispiel bei Vorliegen des prämenstruellen Syndroms, infolge der Einnahme künstlicher, synthetischer Gestagene verschlechtert.
Ein weiterer wichtiger Unterschied zwischen natürlichem Progesteron und künstlichen Gestagenen besteht in der Wirkung, die sie auf das ungeborene Kind haben können. Wenn die testosteronähnlichen Gestagene in den frühen Schwangerschaftsmonaten gegeben werden, um einer Fehlgeburt vorzubeugen, können sie die Ausprägung männlicher Hauptmerkmale unterstützen. Das mag angehen, wenn das Kind ein Junge ist – es

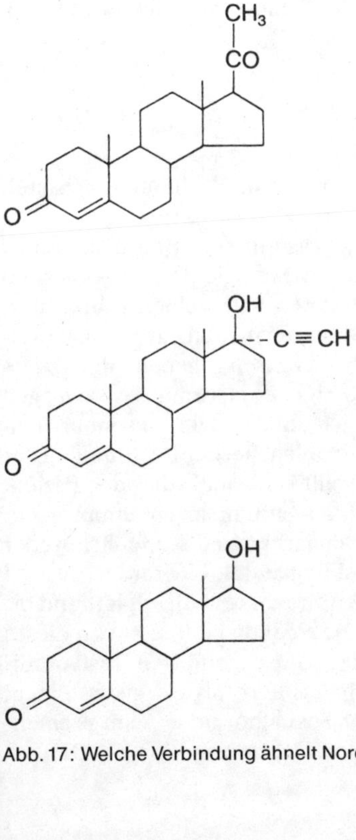

Progesteron
(Schwangerschaftshormon)

Norethisteron
(orales Kontrazeptivum)

Testosteron
(männliches Sexualhormon)

Abb. 17: Welche Verbindung ähnelt Norethisteron?

wird dann eben maskuliner und muskulöser. Aber wenn es sich um ein Mädchen handelt, könnten sich die äußeren Geschlechtsmerkmale dergestalt verändern, daß es bei der Geburt schwierig wird, das Geschlecht des Kindes zu bestimmen. Solche Mädchen entwickeln sich nicht selten zum Typ »Wildfang«. Wird während der Schwangerschaft hingegen natürliches Progesteron verabfolgt, entsteht dieses Vermännlichungsrisiko nicht. Belegt ist: Mütter, die vor der 16. Schwangerschaftswoche Progesterongaben erhielten, haben Kinder, die in der Schule, und zwar besonders in den Fächern Biologie, Physik und Chemie, erfolgreich sind. Aus Erhebungen ging hervor, daß Kinder, deren Mütter pränatal Progesteron bekommen hatten, in der Schule mit 9 bis 10 Jahren, sowie in Prüfungen und als Kandidaten für ein Hochschulstudium besser abschnitten als andere. Eine Studie des London Maternity-Krankenhauses mit 34 Kindern aus der Stadt, deren Mütter Progesteron erhalten hatten, zeigte, daß 32 Prozent die Hochschulzulassung erhielten gegenüber nur 6 Prozent aus der Vergleichsgruppe. Diese 6 Prozent entsprechen dem Durchschnitt des Stadtbezirks, in dem die meisten der Kinder aufwuchsen, ebenso dem, in dem das Krankenhaus liegt.

Hormonbestimmung

Oft werden Ärzte gefragt: »Könnten Sie nicht mit Hormontests feststellen, was bei mir nicht in Ordnung ist?«
Wenn es doch so einfach wäre! Stimmt etwas mit dem Blut nicht, so ist eine Blutuntersuchung von größtem Nutzen, weil sie präzise Aufschluß gibt über Anzahl, Größe und Form der roten und weißen Blutkörperchen. Bei Anämie läßt sich durch eine Blutuntersuchung genau nachweisen, wieviel Eisen das Blut enthält und wieviel Eisen gegebenenfalls zugeführt werden muß, um die Situation zu korrigieren. Hormontests dagegen sind eine andere Sache, zumal wenn es sich um die Zyklushormone handelt. Angesprochen wurde ja bereits das Problem bei der Bestimmung der SHBG-Konzentration, bei der sichergestellt sein muß, daß der Patient seit mindestens einer Woche keine Medikamente mehr einnimmt, nicht übermäßig fettleibig oder extrem stark behaart ist und schließlich weder an einer Leber- noch Schilddrüsenerkrankung leidet. Überaus wichtig ist ferner, daß das Blut unmittelbar nach der Entnahme zentrifugiert und bis zur Analyse eingefroren gelagert wird. Die eigentliche Bedeutung dieses kostspieligen und nur von wenigen Labors durchgeführten Testverfahrens liegt im wissenschaftlichen Bereich, insofern als es uns zu einem größeren Verständnis vom Verhalten der Sexualhormone beim prämenstruellen Syndrom und bei der postnatalen Depression verhilft. Die Be-

stimmung der Zyklushormone Progesteron, Östrogen, FSH und LH wird heute mit dem – ebenfalls kostspieligen – Radioimmunassay vorgenommen.
Die Menge der Zyklushormone ist während des Menstruationszyklus nicht konstant. FSH und LH erreichen einen Gipfel bei der Ovulation, Progesteron erreicht ihn in der Mitte zwischen Ovulation und dem ersten Menstruationstag. Im Zyklus ist das jeweils der günstige Zeitpunkt für die Bestimmung des betreffenden Hormons. Wenn abgeklärt werden soll, ob bei der Patientin ein Progesteronmangel besteht, ist eine Bestimmung des Progesteronspiegels in der ersten Zyklushälfte sinnlos, denn gerade in dieser Zeit hat das Hormon ja nicht vorhanden zu sein. Schwierigkeiten bereitet ferner die unterschiedliche Dauer der Menstruationszyklen: Sie variieren sowohl von Frau zu Frau als auch bei jeder einzelnen Frau. Im Durchschnitt kann die Dauer des Zyklus bei normalen, gesunden Frauen zwischen 21 und 35 Tagen schwanken. Man darf einfach keinen 28-Tage-Zyklus voraussetzen, sondern braucht in jedem einzelnen Falle genaue Angaben der Zyklusdaten. Auch ist von Bedeutung, mit welchen Arzneimitteln die Frau zur Zeit behandelt wird, denn bestimmte Medikamente machen zum Beispiel die Durchführung einer Prolaktin- oder Progesteronbestimmung unmöglich.
Wenn ein neues Hormontestverfahren gefunden ist, bedarf es im Entwicklungsstadium noch sehr viel weiterer Arbeit, um die Normalwerte und die Beeinflussung durch Tageszeit, Aktivität, Schlaf, Sex, Streß, Alkohol, Körperbewegung, Menstruationszyklus und verschiedene Arzneimitteltypen festzustellen. Zudem müssen andere Biochemiker im In- und Ausland den Test wiederholen können, und zwar mit den gleichen Resultaten. Erst wenn die bei normalen Menschen erzielten Ergebnisse gesichert und weltweit an Tausenden von Einzelpersonen überprüft worden sind, kann der Test bei Patientengruppen mit verschiedenen Krankheiten angewendet werden. Dieses Sammeln von Erkenntnissen kostet viel Zeit und bedeutet, daß es gut und gerne fünf Jahre dauern kann, bis ein neuer Test Eingang in das Standardrepertoire findet.
Zu Hoffnungen berechtigen die Hormonbindungstests. Wie man jetzt weiß, können sich verschiedene Hormone, vor allem Östrogen, Progesteron, das männliche Sexualhormon Testosteron und Schilddrüsenhormone, entweder in freier Form oder an bestimmte Globuline gebunden, im Blut befinden. Da die an Globuline gebundenen Hormone die Blut-Hirn-Schranke nicht zu passieren vermögen, gelangt nur das vorhandene freie Hormon in die Zerebrospinalflüssigkeit (= Hirn-Rückenmarkflüssigkeit) und zu den Gehirnzellen. Auch wenn bei einem Menschen der Spiegel eines bestimmten Hormons, das den Hirnstoffwechsel beeinflußt, normal zu sein scheint, wäre es möglich, daß von diesem Hormon zuviel

an das Globulin gebunden ist und zuwenig tatsächlich die Gehirnzellen erreicht. Derzeit arbeitet man an Methoden zur Bestimmung des geschlechtshormonbindenden Globulins und des cortisonbindenden Globulins. Hier sind enorm aussichtsreiche Entwicklungen in Gang gekommen. Man hofft und erwartet, daß die Ärzte von morgen die heutigen Hormontests, weil unzulänglich, vernachlässigen können.

13 Die psychische Dimension

Wenn man die Endokrinologie erst einmal ganz im Griff habe, sei kein Raum mehr für Psychiater, hat Hans Selye gesagt, ein bedeutender Endokrinologe, dessen Buch *Stress* das erste und bahnbrechende Werk zu dem Thema war. Mit seiner Bemerkung erinnerte Selye seine Zuhörer daran, daß die endokrinologische Forschung Schritt für Schritt chemischen Stoffen im menschlichen Körper auf die Spur gekommen ist, die Geistesstörungen, irrationales Verhalten usw. hervorrufen, die man bislang als psychische Störungen und damit als Sache des Psychiaters betrachtet hatte. Es war dies aber keine Ankündigung eines Konfliktes oder Wettstreits der zwei Disziplinen, sondern ein Wegzeichen, das in die ferne Zukunft weist, in eine Zeit, in der sich die Psychiatrie, die Wissenschaft von den seelischen Erkrankungen und deren Behandlung, zur Endokrinologie entfaltet haben wird, wie sich die Raupe in einen wunderschönen Schmetterling verwandelt. In diesem Kontext steht das vorliegende Buch, in der Hoffnung geschrieben, daß es durch die Anwendung einiger Ergebnisse der endokrinologischen Forschung und einiger klinischer Beobachtungen auf einen kleinen, aber wichtigen Aspekt der psychiatrischen Erkrankungen, nämlich die postnatale Depression, möglich wird, leidenden Menschen Linderung zu verschaffen und sie wieder gesund zu machen.

Schon zu Beginn unseres Jahrhunderts erkannten Psychiater, daß die Wochenbettpsychose, wie sie in den Heil- und Pflegeanstalten zu beobachten war, als manische, schizophrene, neurotische oder toxische Zustände der Verwirrung eingestuft werden konnte, die sich als solche nicht von anderen psychotischen Erkrankungen unterschieden. Insbesondere scheint nur ein geringer Unterschied zu bestehen zwischen dem gelegentlich vorkommenden Fall, daß bei einer Frau nach einer größeren Operation Verworrenheit, Wahnvorstellungen oder Halluzinationen auftreten, und dem Fall, daß eine Frau nach der Geburt ihres Kindes psychisch erkrankt. Die Diskussion ging weiter, bis 1943 Dr. B. Jacobs in der angesehenen Fachzeitschrift *Journal of Mental Science* kategorisch erklärte, Wochenbettpsychose als Einheitsbild gebe es nicht.

Dr. Jacobs mag recht gehabt haben oder nicht – heute wird sehr wohl gesehen, daß die Krise nach der Geburt eines Kindes für Körper und Psyche der Mutter eine traumatische Erfahrung sein kann. Vielleicht wirkt dies als beschleunigender Faktor, der eine bis dahin latente psychische Störung zum Ausbruch kommen läßt. Es mag sich zum Beispiel um eine unreife Persönlichkeit handeln oder um eine seit langem bestehende

Fehlanpassung, die nun unter dem Streß der Niederkunft versagt. Die Symptome können auch eine Folge nicht gelebter negativer Einstellungen zur Schwangerschaft sein: eine unbewußte Abneigung gegen Geburt, Mutterschaft oder Kinder, die verdrängt worden ist und nie verbalisiert werden konnte. Es kann sich darin eine Ablehnung der Frauenrolle zeigen, die sich mit dem Widerwillen gegen die Arbeit im Haushalt und gegen Mutterschaft verbindet oder auf der Verzweiflung über den Trott einer wenig anregenden Arbeit beruht, was sich ja auch beim Kampf um Chancengleichheit zwischen den Geschlechtern offen zeigt, wobei die Frau sich einen Männerhaarschnitt zulegt, Make-up verschmäht und unbedingt »einer von den Jungs« sein will.

Das Ereignis der Geburt des Kindes kann dazu führen, daß die Frau sich eines Konfliktes mit ihrer Mutter bewußt wird und nun die Mutterrolle ablehnt. Darin bestärken sie vielleicht ihr Haß auf die eigene Mutter und die Erkenntnis, daß sie sich jetzt in deren Lage befindet.

Es kann auch ein Vaterkomplex vorliegen: Die Frau hat geheiratet, weil sie eine Vaterfigur brauchte; jetzt sieht sie sich in der Situation, daß ihr Ehemann der Vater ihres Kindes ist und sie die Rolle der reifen, erwachsenen Mutter erfüllen soll, wozu sie aber nicht imstande ist.

Auch bringt die Geburt des Kindes den Verlust dessen mit sich, was sie so lange in sich getragen und gehegt hat – sie muß es hergeben, damit es sein eigenes Leben führen kann, und empfindet die Verlassenheit und Trennung als äußerst schmerzlich.

Vielleicht hatte sie vor ihrer Schwangerschaft sexuelle Anpassungsschwierigkeiten, als ihre sexuellen Wünsche begrenzt waren und nicht den Erwartungen entsprachen – und nun wächst ihr Groll gegen ihren Mann.

Kurz, die psychiatrische Erkrankung könnte aus dem Streß des Geburtsvorgangs resultieren, oder ihr Ausbruch könnte durch die Geburt des Kindes beschleunigt werden, weil die Persönlichkeit der Mutter labil ist. Schließlich könnte die Erkrankung auch auf einer schon lange bestehenden Fehlanpassung beruhen, die zutage tritt, wenn die Frau aufhört zu arbeiten und sich nun mit ihrem Baby in der Abgeschiedenheit ihres neuen Zuhauses alleingelassen fühlt.

In einer Fernsehsendung über postnatale Depression hieß es, die Vorstellungen von einer hormonalen Ursache postnataler Erkrankungen seien die einer Minderheit. Nun mag man den Erfolg einer Fernsehsendung ja in Beliebtheits- und Einschaltquoten messen können, aber in der Wissenschaft kommt es nicht darauf an, wie viele Befürworter eine bestimmte Ansicht findet, sondern darauf, ob sie eine neue Wahrheit aufdeckt, zu einem neuen Verständnis führt oder mehr Licht auf das Thema wirft.

Daß Hormone psychische Störungen hervorrufen können, ist kein neuer

Gedanke. Es gibt dafür in der Medizin viele Beispiele. Ein Erwachsener, dessen Schilddrüse zuwenig Hormone abgibt, muß vielleicht wegen Depression, Apathie, Verlangsamung des Gedankenablaufs, Konzentrationsschwäche und Verwirrtheit einen Psychiater aufsuchen. Er ist psychisch krank, aber die Ursache ist eine hormonale. Ebenso könnte jemand, dessen Schilddrüse zu stark arbeitet, wegen Übererregtheit, Angst, Nervosität und Schlaflosigkeit einen Psychiater konsultieren, der dann zu der Diagnose »Angstneurose« gelangt, aber kuriert werden könnte der Patient durch eine hemmende Beeinflussung der Schilddrüsentätigkeit. Wenn Diabetiker ihre Insulinzufuhr überdosieren oder vergessen, nach der Spritze die richtige Nahrungsmenge zu sich zu nehmen, kann es bei ihnen zu einem hypoglykämischen Anfall mit aggressivem Verhalten, Schimpfkanonaden und gemeinen Reden und dann zum Koma kommen. Auch hier ist durch Glukose- oder Adrenalingaben zur Erhöhung des Blutzuckerspiegels leicht Abhilfe zu schaffen.

Frauen nehmen die Eröffnung, daß ihre postnatale Depression hormonal bedingt sein könnte, unterschiedlich auf. Das zeigen die folgenden drei Briefausschnitte:

»Was hatte an meiner Erkrankung nach der Geburt des Babys nicht alles schuld sein sollen – meine frühe Kindheit und daß ich oft eine Tracht Prügel bezogen habe, etwaige Untreue meines Mannes (obwohl nichts darauf hindeutet, daß er mir jemals untreu gewesen ist) und meine enge Bindung an meine Mutter. Ich war richtig erleichtert, als ich erfuhr, daß es an meinen Hormonen liegt, wenn ich sie auch nicht sehen kann.«

»Für mich ist es eine sehr frustrierende Vorstellung, daß meine Stimmungen und Wünsche dermaßen von chemischen Vorgängen in meinem Körper gesteuert sein sollen. Ich glaube lieber, daß ich mich und mein Verhalten schon bewußt in der Gewalt habe.«

»...und wenn sich wirklich herausstellte, daß nicht mein Körper mir das alles antut, so fiele mir genauso ein Stein vom Herzen, denn dann wüßte ich wenigstens, was mit mir nicht stimmt; ich würde lieber verrückt sein, aber darüber Bescheid wissen, als weiter in dieser mörderischen Hölle leben.«

Die Ansicht, daß die postnatale Depression hormonalen Ursprungs ist, gründet sich zunächst einmal auf eine Würdigung der unerhörten hormonalen Veränderungen in Schwangerschaft und Wochenbett sowie darauf, daß diese verschiedenen Hormone so leicht aus dem Gleichgewicht geraten können. Man bedenkt dabei sehr wohl die Begrenztheit unserer Kenntnis des hormonalen Geschehens, beruht dieses Wissen doch auf Messungen von Hormonen, die sich im Körperblut befinden, d. h. nicht in dem Blut, welches die Blut-Hirn-Schranke passiert und zum Hirngewebe gelangt. Diese Messungen erfassen auch nicht die Hormonwerte in den Gehirnzellen. Sie gründet sich ferner auf die Erkenntnis, daß die postnatale Depression sich von der typischen Depression und die Wochenbettpsychose sich von einer nicht mit dem Wochenbett verknüpften Psychose unterscheiden. Die symptomatische Ähnlichkeit von postnataler Depression und prämenstruellem Syndrom deutet in Verbindung mit der Tatsache, daß postnatale Depression in das prämenstruelle Syndrom übergeht, auf eine hormonale Grundlage hin. Das prämenstruelle Syndrom tritt, wie wir wissen, mit der Pubertät auf sowie bei Ausbleiben der Monatsregel nach der Pille und nach dem Ausbleiben der Monatsregel, das bei Anorexia nervosa (Magersucht) vorkommt – alles Zustände, bei denen es für die Menstruationsuhr im Hypothalamus eine Ruhepause gegeben hat.

Obgleich wir über die Ursache des prämenstruellen Syndroms noch wesentlich mehr in Erfahrung bringen müssen, wird heute allgemein eine hormonale Ursache angenommen. Progesteron ist ein wirksames Mittel zur Behandlung des prämenstruellen Syndroms und zur Vorbeugung der postnatalen Depression sowie zu deren Behandlung, sobald die Refraktärphase vorüber und die Menstruation wieder eingetreten ist.

Auf einer Konferenz über psychische Erkrankungen in Schwangerschaft und Wochenbett sagte Professor Michael Gelder von der medizinischen Fakultät der Universität Oxford 1978 in London: »Der Nachweis endokriner Unterschiede zwischen Frauen, die deprimiert sind, und Frauen, die es nicht sind, würde zwar für eine endokrine Ursache sprechen, doch wenn er nicht gelingt, wäre sie damit nicht ausgeschlossen. Auch das Ausbleiben eines therapeutischen Erfolges bei Hormongaben würde den Punkt nicht klären. Es ist mit dieser Theorie dasselbe wie mit vielen anderen Theorien, die sich in der Psychiatrie halten: Sie kann nicht widerlegt werden, sondern bedarf der Bestätigung.«

14 Wie der postnatalen Depression vorgebeugt werden kann

Briefmarkensammler hätten ihre helle Freude an der mich täglich erreichenden Briefflut mit ihren mannigfaltigen und farbenfrohen Briefmarken aus so vielen verschiedenen Ländern wie Island, Neuseeland, Hongkong, Malawi, Chile, Grönland, Singapur, Finnland, Ungarn und auch aus den Kontinenten Nordamerika und Australien. In den meisten Briefen werde ich um Rat gebeten, wie sich dem erneuten Auftreten der postnatalen Depression vorbeugen läßt. Und viele Briefe enthalten erschütternde Beschreibungen der Erkrankung, die der letzten Entbindung folgte.

Ein ganz typischer Brief ist der von Louise: »Mein größtes Problem ist, daß mein Mann dagegen ist, daß ich noch ein Kind bekomme, nachdem ich nach der Geburt von Terry wegen eines schweren Zusammenbruchs drei Monate im Krankenhaus verbringen mußte.«

Glücklicherweise läßt sich heute in den meisten Fällen einem erneuten Auftreten der postnatalen Depression vorbeugen, dies vor allem bei den Frauen, die lediglich im Anschluß an eine Entbindung psychisch erkrankten. Zahlreiche Patientinnen, die bereits einmal an einer postnatalen Depression gelitten haben, wurden mit Einsetzen der Wehen bei ihrer nächsten Entbindung auf eigenen Wunsch prophylaktisch mit Progesteron behandelt.

Bei den nachfolgenden Zitaten handelt es sich um Auszüge aus ihren Dankesschreiben für eine von dieser Komplikation freien Zeit nach der Entbindung.

»Ich finde es immer noch unglaublich, wie unterschiedlich die beiden Schwangerschaften abgelaufen sind. Jeden Tag war ich voller Erleichterung und Glück, daß diese schrecklich traurige Zeit davor nicht zurückgekehrt ist. Nichts erschien mir zu schwierig. Ich fühle mich jetzt erst so richtig um die innige Beziehung und das Glück, das ich mit meinem ersten Baby hätte empfinden können, betrogen. Es war eine so völlig andere Erfahrung.«

»Wirklich super. Viel besser, als ich es erwartet hätte. Ich bin ganz begeistert, daß es dieses Mal mit dem Stillen bei mir klappt, und ich habe es im Vergleich zum letzten Mal erstaunlich gut geschafft. Ich habe mich so glücklich gefühlt.«

»Helen zu haben, war einfach eine wundervolle Erfahrung, so völlig anders als der Alptraum, der Richards erste sechs Lebensmonate überschattete.«

»Einfach wundervoll – ich fühlte mich normal wie immer, war ganz die alte. Und weil ich glücklich war, waren auch die Kinder glücklich und war auch mein Mann glücklich.«

Die Ähnlichkeit zwischen postnataler Depression und prämenstruellem Syndrom

In Kapitel 11 wurden bereits die vielen Ähnlichkeiten zwischen postnataler Depression und prämenstruellem Syndrom verglichen. Wenn die Menstruation nach der Entbindung wieder einsetzt, nehmen die Symptome der postnatalen Depression vor der Menstruation gewöhnlich zu, klingen nach der Menstruation wieder ab und verschwinden vorübergehend völlig, um im nächsten Prämenstruum dann wiederzukehren (Abb. 10, S. 96). Tatsächlich entwickeln 84 Prozent der Frauen, die einmal eine postnatale Depression hatten, danach das prämenstruelle Syndrom. Postnatale Depression wird häufig für den Ausbruch des prämenstruellen Syndroms verantwortlich gemacht. Eine postnatale Depression entsteht, wenn es mit der Plazentaausstoßung bei der Geburt zu einem abrupten Abfall des Progesteronspiegels kommt. Ähnlich entsteht das prämenstruelle Syndrom, wenn es vor der Menstruation zu einem Abfall des Progesteronspiegels kommt. Beide Störungen verschlechtern sich durch Einnahme der Pille und auch nach einer Sterilisation. Sie setzen in Zeiten hormonaler Umstellung ein, und in beiden Fällen hängt die Diagnose eher vom zeitlichen Auftreten als der genauen Art der Symptome ab.
Die üblichen Symptome Erschöpfung, Depression, Reizbarkeit, Kopfschmerzen und gelegentliche Psychose können bei der postnatalen Depression wie beim prämenstruellen Syndrom auftreten. Die Persönlichkeits- und Stimmungsveränderungen, wie sie nach der Entbindung vorkommen, erscheinen auch im Prämenstruum. Die postnatale Depression ebenso wie das prämenstruelle Syndrom können als ein Spektrum betrachtet werden, bei dem das allgemeine Stimmungstief nach der Entbindung schrittweise zu Erschöpfung, Depression und schließlich zur Psychose übergeht. Selbstmordversuche, Gewalttätigkeit und Kontrollverlust sind bei beiden Störungen möglich.
Das prämenstruelle Syndrom läßt sich sehr erfolgreich mit Progesteron behandeln. Damit Progesteron allerdings wirksam ist, muß es vor Auftreten der Symptome verabreicht werden, und das bedeutet, daß es normalerweise vom Eisprung an bis zur Menstruation gegeben wird. So war auch die Entdeckung nicht weiter erstaunlich, daß sich der postnatalen Depression wirkungsvoll vorbeugen läßt, indem Progesteron in derselben Form verabreicht wird, nämlich unmittelbar nach der Entbindung und

vor Ausbruch der Symptome. Ziel ist es hier, den plötzlichen Progesteronabfall, der normalerweise bei der Entbindung entsteht, zu kontrollieren und ihn sich mehr schrittweise und langsam über die folgenden Wochen bis zum Wiedereinsetzen der Menstruation vollziehen zu lassen (Abb. 18, S. 126).
Der Einsatz von Progesteron bei der Behandlung der postnatalen Depression wurde erstmals 1964 beschrieben und als recht erfolgreich beurteilt. – Wie aber konnte dieser Behandlungserfolg gemessen werden? Hat eine Frau bereits einmal eine postnatale Depression gehabt, beträgt das Risiko eines neuerlichen Auftretens ja keine 100 Prozent. Und in der medizinischen Fachliteratur sind nur recht ungenaue und unterschiedliche Angaben über die Wiederauftretens- oder Rezidivgefahr bei der nächsten Entbindung zu finden. Aus diesem Grunde wurden die auf den Seiten 84f. und 89f. behandelten Studien durchgeführt. Aus ihnen ging hervor, daß die Gefahr eines Wiederauftretens für die Frauen, deren postnatale Depression so schwer war, daß sie der Behandlung bedurfte, insgesamt 64 bis 68 Prozent betrug, es bei zwei von drei Schwangerschaften zu einem erneuten Auftreten der Erkrankung kam. Und an diesem Prozentsatz muß sich jede erfolgreiche Präventivbehandlung der postnatalen Depression messen lassen.

Progesteronprophylaxe

Bitten Schwangere oder ihre Ärzte um nähere Angaben zu den Präventivmaßnahmen gegen die postnatale Depression, werden der Patientin, ihrem Allgemeinarzt und dem Geburtshelfer Standardbriefe zugesandt. Diese Briefe enthalten Angaben zum Medikamenten-Einnahmeplan zusammen mit der Bitte an den Allgemeinarzt, der Patientin in der späten Schwangerschaft eine Verschreibung für die Progesteroninjektionen zu geben. In dem an die Patientin gerichteten Brief wird ihr geraten, sich die Progesteronampullen zu beschaffen, bevor sie ins Krankenhaus geht. Und der Geburtshelfer schließlich erhält einen Brief, in dem er um seine Mitarbeit gebeten und darauf hingewiesen wird, daß die Patientin ihre eigenen Progesteronampullen mit ins Krankenhaus bringen wird. Es werden also alle Vorsichtsmaßnahmen getroffen, um sicherzustellen, daß Progesteroninjektionen verfügbar sind – zu welcher Stunde auch immer die Entbindung stattfindet. Dem Allgemeinarzt und dem Geburtshelfer wird außerdem ein Leitfaden zu diesem Thema zugesandt.
Der Medikamenten-Einnahmeplan empfiehlt, der Patientin direkt nach den Wehen sieben Tage lang täglich 100 mg Progesteron intramuskulär zu

injizieren, danach dann bis zum Wiedereintritt der Menstruation zweimal täglich 400 mg Progesteron in Form von Zäpfchen zuzuführen. Da jede der Frauen früher unter Symptomen der postnatalen Depression gelitten hat, wird ihnen geraten, beim geringsten Verdacht auf das Wiederauftreten milder Frühsymptome ihre Zäpfchen-Tagesdosis vier bis sechs

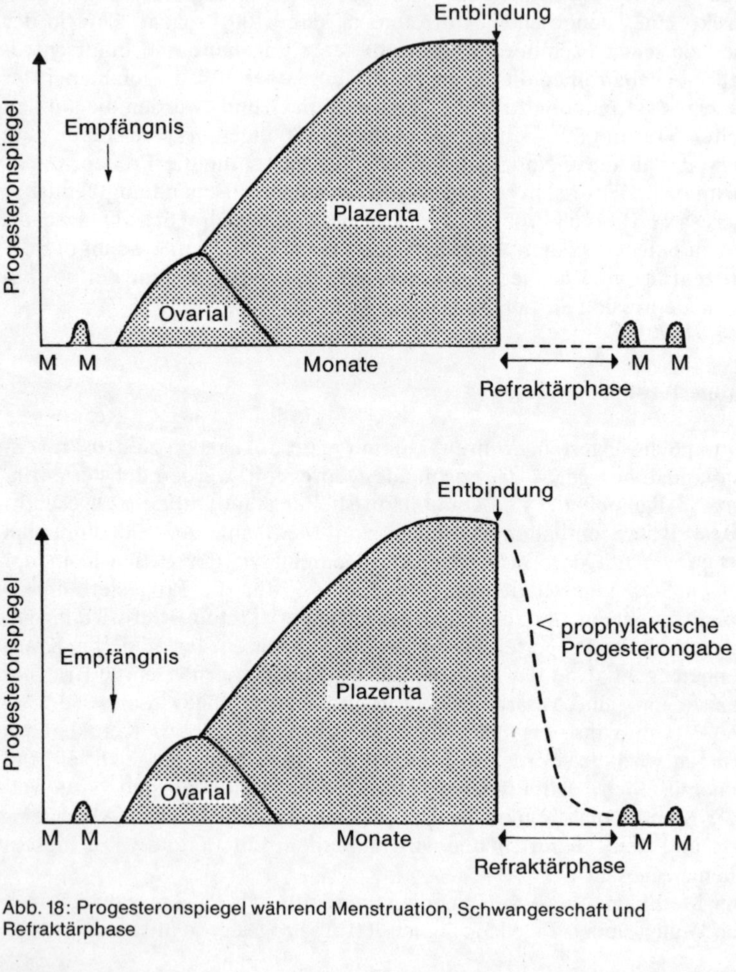

Abb. 18: Progesteronspiegel während Menstruation, Schwangerschaft und Refraktärphase

Tage lang zu erhöhen oder sogar wieder auf die täglichen Injektionen zurückzugreifen. Da keine Frau wie die andere ist, sind auch ihre Frühwarnsignale unterschiedlich – aber jede Frau wird ihre eigene Symptomkonstellation wiedererkennen.
Das Stillen wird durch die Progesterongabe nicht beeinträchtigt. Tatsächlich hatte man in den 30er Jahren, als Progesteron zum ersten Mal isoliert wurde, sogar angenommen, seine Hauptfunktion läge darin, die Brust auf die Laktation vorzubereiten.

Untersuchung zur Progesteronprophylaxe

100 schwangere Frauen, die alle zuvor an einer so schweren postnatalen Depression gelitten hatten, daß sie der Behandlung bedurfte, und die sich alle bei ihrem Arzt um eine Progesteronprophylaxe bemüht hatten, wurden sechs Monate nach der Entbindung nachkontrolliert, indem man sie selber, ihren Allgemeinarzt und ihren Geburtshelfer brieflich befragte. Abbildung 19 zeigt die Gebiete, aus denen diese Frauen stammen, unter anderem kamen drei aus Wales, zwei aus Schottland und jeweils eine aus Nordirland, Belgien, Spanien und der Schweiz. Sechs der 100 Frauen hatten sich aus einer Vielzahl von Gründen gegen eine Progesteronbehandlung entschieden, bei vier von ihnen trat dann unglücklicherweise wieder eine Psychose auf und machte einen Krankenhausaufenthalt erforderlich, wodurch es zu der erwarteten Rezidivrate von 68 Prozent kam. Von den 94 Frauen jedoch, die mit Progesteron behandelt wurden, erlitten neun einen Rückfall, was einer Rezidivrate von weniger als zehn Prozent entspricht. Tatsächlich war bei zwei dieser Therapieversager nicht die volle Progesterontherapie durchgeführt worden, so daß diese Erfolgsergebnisse in anderen Untersuchungen sicherlich noch übertroffen werden könnten. In allen Einzelheiten wurde diese Erhebung im Juni 1985 in dem medizinischen Fachblatt *Practitioner* veröffentlicht.
»Es ist schon ein sehr befriedigendes Gefühl, wenn man – nachdem man in Zusammenarbeit mit all den beteiligten Ärzten für einige niemals gesehene Patienten eine prophylaktische Behandlung in die Wege geleitet hat – einige Monate später aus dem Ausland Briefe mit folgendem Wortlaut erhält: ›Dieses Mal ging alles gut‹, ›Ich hatte nicht diese dummen Tage, an denen ich so schrecklich reizbar war‹, ›Das Baby ist jetzt sechs Monate alt und rundum zufrieden. Ich stille und fühle mich ausgezeichnet‹ und ›Alles so völlig anders als das letzte Mal‹.«
»Mandy, 31 Jahre, litt seit dem Teenageralter an prämenstrueller Spannung. Während ihrer Schwangerschaft 1974 fühlte sie sich blendend, und

sie brachte ein sehr schmächtiges Kind von nicht viel mehr als zwei Kilo zur Welt. Unmittelbar danach erlitt sie eine Wochenbettpsychose, die drei Jahre lang medikamentös behandelt werden mußte. Daraufhin

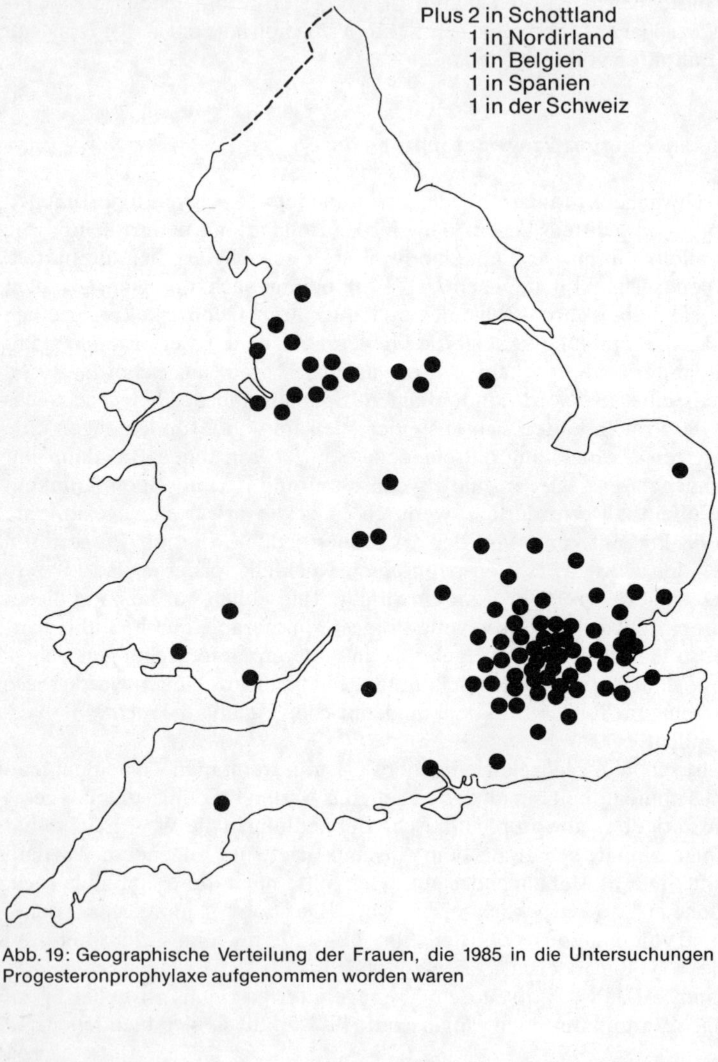

Abb. 19: Geographische Verteilung der Frauen, die 1985 in die Untersuchungen zur Progesteronprophylaxe aufgenommen worden waren

wurde ihr zur Behandlung ihres prämenstruellen Syndroms Progesteron verabreicht, und die Medikamente wurden schrittweise abgesetzt. Ihre zweite Schwangerschaft im Jahr 1978 verlief normal, sie fühlte sich die ganze Zeit über wohl. Sie erhielt im Krankenhaus und später zu Hause prophylaktisch Progesteron und erlitt keinen Rückfall in die postnatale Depression. Leider starb das Baby im Alter von drei Monaten am plötzlichen Kindstod. Das brachte Mandy natürlich emotional völlig aus der Fassung, eine Depression entwickelte sie jedoch nicht. Sie wurde wieder von der Zyklusmitte an bis zur Menstruation prophylaktisch mit Progesteronzäpfchen behandelt, und alles lief bestens.«

Progesterontherapie

Natürliches Progesteron kann, wenn es oral verabreicht wird, vom Körper nicht richtig genutzt werden, da es über den Magen zur Leber gelangt. Dort nämlich werden die Progesteronmoleküle von den zahlreichen hier anwesenden Progesteronrezeptoren zu den Zellkernen transportiert, wo sie aufgespalten werden, bevor sie den Körperkreislauf und das Gehirn erreichen (siehe Seite 103ff.). Wird es jedoch in Form von Injektionen oder Zäpfchen verabreicht, ist natürliches Progesteron hochwirksam. Diese Zäpfchen bestehen aus reinem Wachs, das mit Progesteron imprägniert ist, und können über das Rektum oder die Vagina eingeführt werden. Sie sind so beschaffen, daß sie bei Körpertemperatur schmelzen, und während das Wachs schmilzt, passiert das Progesteron die Schleimhaut des Rektums oder der Vagina und gelangt schließlich ins Blut. Das geschmolzene Wachs gelangt nicht in den Blutkreislauf, sondern verläßt den Körper wieder, indem es entweder zusammen mit den Exkrementen – sofern es rektal eingeführt wurde – oder durch die Vagina ausgeschieden wird. Obwohl Zäpfchen ausgesprochen bequem und von der Patientin selbst anzuwenden sind, wird das Progesteron bei etwa zehn Prozent der Frauen nicht ausreichend durch Rektum oder Vagina absorbiert. Bei diesen Frauen lassen sich möglicherweise bis zum Wiedereintritt der Menstruation tägliche Injektionen oder die abwechselnde Gabe von Injektionen und Zäpfchen nicht umgehen.
Die Progesteroninjektionen sind hochwirksam und werden gut absorbiert. Sie müssen in den Gesäßmuskel gespritzt werden, wo Fettzellen mit Muskelfasern vermischt sind. Das Progesteron gelangt dann zunächst in die Fettzellen und wird von dort schrittweise in den Blutstrom freigesetzt. Die meisten Frauen brauchen tägliche Progesteroninjektionen. Viele geben sie sich selber, sie können aber auch von der Hebamme, der Gemein-

deschwester oder Arzthelferin oder vom Ehemann verabreicht werden.
Manche befürchten, das natürliche Hormon Progesteron könne sich doch noch als eine weitere krebserzeugende Substanz herausstellen. Dieser Verdacht erweist sich in fünf Punkten als unbegründet. Zunächst einmal muß man sich bewußt werden, daß solche Ängste dadurch entstehen, daß der Unterschied zwischen dem natürlichen Hormon Progest*eron* und dem künstlichen, synthetisch hergestellten Progest*ogen*, das dem menschlichen Körper fremd ist und Krebs erzeugen kann, nicht erkannt und nicht verstanden wird. Diese beiden Hormone sind völlig verschieden. Zweitens ist Progesteron, wie bereits erwähnt, ein natürliches Hormon, das für die menschliche Fortpflanzung unverzichtbar ist, und zwar in der Lutealphase des Menstruationszyklus (Ovulation bis Menstruation), mehr noch in der Schwangerschaft, während der es einen enorm hohen Spiegel erreicht, um so die Schwangerschaft zu erhalten. Drittens wird Progesteron seit mehr als einem halben Jahrhundert eingesetzt und dieser Einsatz seit 1948 gewissenhaft überwacht, ohne daß ernsthafte Nebenwirkungen beobachtet worden wären. Viertens wird Progesteron zur Behandlung verschiedener Krebsformen eingesetzt. Und fünftens schließlich wird es bei der In-vitro-Fertilisation eingesetzt.

Gefährdete Frauen

In der Schwangerenberatungsstelle sollte all jenen Frauen eine Progesteronprophylaxe angeboten werden, die bereits an einer so schweren postnatalen Depression gelitten haben, daß sie der Behandlung bedurfte; ferner jenen Frauen, deren Schwestern oder Mütter an postnataler Depression litten, und auch jenen, die eine Sterilisation zum Zeitpunkt der Entbindung oder kurz danach planen. Viele Frauen, bei denen das prämenstruelle Syndrom stark genug ausgeprägt ist, um der Progesteronbehandlung zu bedürfen, werden ebenfalls von der Progesterongabe nach der Entbindung profitieren, da sich dadurch ihre Chancen bessern, nicht länger vom prämenstruellen Syndrom heimgesucht zu werden – obwohl für sie die Gefahr, eine postnatale Depression zu entwickeln, nicht größer ist als für jede andere Frau. In Anbetracht der außergewöhnlichen Sicherheit der prophylaktischen Progesterongabe scheint es fast keinen Grund zu geben, warum es nicht jede schwangere Frau erhalten sollte, die es wünscht.
Wir erwarten den Tag, da jede Frau in der Schwangerenberatungsstelle automatisch nach ihrem letzten Wochenbett gefragt wird. Dies ist bereits jetzt in mindestens drei Krankenhäusern in Südengland der gewohnte

Gang. Es bleibt zu hoffen, daß sich das Wissen um den Nutzen der Progesteronprophylaxe in dem Maße verbreitet, in dem immer mehr Ärzte, Hebammen und Hausbesucherinnen des Gesundheitsdienstes einsehen, wie wichtig es ist, gefährdete Frauen zu erkennen.

15 Wir alle können helfen

Tief in seinem Inneren hat jeder Mensch den ganz natürlichen Wunsch, bei bester Gesundheit zu sein, und im allgemeinen glaubt jeder, daß niemand seine Probleme besser verstehe als er selbst. Bei Unwohlsein – das ist etwas anderes als Kranksein – greift jeder gern zu seinem Lieblingsheilmittel, um das gewohnte Wohlbefinden wiederherzustellen. Das Selbstkurieren ohne Doktor verschafft immer eine gewisse Befriedigung. Aber manche Menschen wollen auch bei einer ernsten Erkrankung keinen Arzt sehen, und nie ist diese Abneigung stärker als dann, wenn unterschwellig befürchtet wird, eine einfache ärztliche Untersuchung könnte die heimliche Angst bestätigen, daß eine psychische Störung vorliegt und ein Psychiater aufgesucht werden muß. Diese Einstellung formulierte Elizabeth in ihrem sorgfältig abgefaßten Brief so:

»Grundsätzlich bin ich gegen chemische Mittel und meine, daß der Geist die Materie beherrscht. Solange ich kann, sehe ich lieber zu, daß ich mich aus eigener Kraft wieder in Schuß bringe. Nur aus reiner Verzweiflung fasse ich eine andere Möglichkeit ins Auge, die vielleicht zu einer Lösung meines Problems führt. Ich habe schon alle zermürbt. Manchmal hört sich eine Feststellung nur deswegen so dramatisch an, weil sie wahr ist.«

Diese Sätze klangen soweit ganz vernünftig; sie zeigten aber auch, daß Elizabeth dringend Hilfe brauchte.

In einem anderen Brief bittet ein Ehemann reumütig um Beistand:

»Ich bedaure es sehr, daß mein Verhalten in diesen Szenen offenbar falsch war, wie ich rückblickend sagen muß, und das Problem durchaus verschärft haben kann, da ich normalerweise nie mehr zustande gebracht habe als nur immer wieder die Ermahnung ›nimm dich zusammen!‹. Wenn sie zornig und heftig wurde, regte mich das selbst so auf – ich muß es zu meiner Schande gestehen –, daß ich unselige Bemerkungen über ihren Geisteszustand machte, die ich jetzt natürlich zutiefst bereue. Infolge solcher Bemerkungen, scheint es, haben die hysterischen Ausbrüche derartig zugenommen und sind so intensiv geworden, daß ich mich ganz verzweifelt frage, was wir denn bloß machen sollen. Ich wollte bei diesen Szenen schon mitunter den Krankenwagen holen oder selber versuchen, sie in das nächste Krankenhaus zu bringen.«

Er hat also die bittere Erfahrung machen müssen, daß ein gesprochenes Wort nicht mehr zurückgenommen werden kann.

Heather, eine 30jährige Sekretärin, sah sich hingegen von einer Überfülle an therapeutischen Ratschlägen bedrängt. Sie hat sie alle genau notiert

und nennt u. a.: »Umziehen in eine neue Wohnung«, »Wieder arbeiten gehen«, »Die Arbeit ganz aufgeben«, »Zuviel Arbeit, daran liegt es«, »Ein Whisky hilft«, »Einfach mal ausspannen«, »Nichts wie hin zur Eheberatung« und schließlich noch »Komm zu dir!« (was sie nach ihren eigenen Worten ja liebend gern getan hätte).
Da wir den letzten beiden Briefen einige treffliche Beispiele für Verbote entnehmen konnten, sollten wir vielleicht noch ein wenig bei diesem Thema bleiben. Hier etwas ganz Grundsätzliches:
Bei einem psychisch Kranken nützt kein Argumentieren, kein Appell an den Verstand. Ärzte und alle, die mit solchen Menschen arbeiten oder ihnen zu helfen versuchen, lernen diese Maxime sehr früh beherzigen. Geisteskrankheit trotzt der Vernunft, läßt sich nicht durch Logik belehren. Die psychisch kranke Person kann nicht mehr normal denken und einsichtig urteilen – wir sahen es an Nancy (Kapitel 7) und erinnern uns, daß ihr gestörter Geist jeden Zufall als Omen und Fügung auffaßte: die Fernsehsendung, die Äpfel, die ihr die Mutter mitbrachte, die Dienstmänner in ihren schwarzen Uniformen mit den roten Streifen an Mütze und Revers. Die Komplikationen sind schlimm genug, man macht sie nur noch schlimmer, wenn man Vernunft predigt, wo Vernunft für die Kranke doch nicht existiert. Mit der postnatalen Depression verhält es sich in dieser Beziehung genauso wie mit anderen Depressionen. Es hat keinen Sinn, der Kranken klarmachen zu wollen, sie brauche keine Angst vor Spinnen zu haben oder davor, aus dem Hause zu gehen oder daheim zu bleiben oder das Baby schreien zu lassen oder sich schlafen zu legen. Die Versicherung, daß keine Gefahr bestehe, nützt ihr ebenfalls nichts, sie wird sich trotzdem ängstigen. Ihr Denken ist unlogisch geworden. Jennys Geschichte zeigt uns, daß die Vernunft in einem bestimmten Zusammenhang aussetzen, ansonsten aber intakt bleiben kann.
Jenny ist mit einem Bankdirektor verheiratet. Sie fürchtete sich davor, Beförderungsmittel zu benutzen, die sie nicht nach ihrem Belieben jederzeit verlassen konnte. Folglich reiste sie weder per Bahn noch per Flugzeug noch per Schiff – wohl aber im Auto, wenn ihr Mann am Steuer saß, weil er nämlich anhielt, sobald sie ihn darum bat. Für sie kamen nur noch solche Urlaubsorte in England in Frage, die mit dem Auto zu erreichen waren. Eines Tages wurde bei ihr ein Knoten in der Brust festgestellt. Sie wußte und gab sich keiner Täuschung darüber hin, was Brustkrebs bedeutete, denn sie hatte ihre liebenswerte Mutter und ihre sehr geliebte Stiefmutter in den furchtbaren Endstadien dieser Krankheit gepflegt. Daß sie nun selbst an Brustkrebs litt, erschreckte sie ganz und gar nicht. Sie nahm die Diagnose ohne Angst auf. Aber ihre Angst, in Fahrzeugen eingeschlossen zu sein, gab sich nicht.
Auch Überheblichkeit und Selbstgerechtigkeit gegenüber der psychisch

kranken Mutter kurz nach der Entbindung sind schlimme Fehler, die ihre Umgebung begehen kann. Wenn diese Frau glaubt, sie sei schuldig oder undankbar, muß man sie ihre wahren Angstgefühle aussprechen lassen. Kay entsann sich nach ihrer Genesung:

»Ich war sehr grantig zu meinen anderen zwei Kindern und meinem Mann. Aber wie sollte ich ihm sagen, was in mir vorging? Ich schämte mich sehr und hatte ein schlechtes Gewissen wegen dieser seelischen Verfassung, und er hätte mich sicher für verrückt gehalten, dabei war ich es nicht (obwohl ich mir manchmal schon selber so vorkam). Ich verriet also niemandem etwas, außer meiner Schwester, die mich gut verstand, denn ihr Freund hatte einmal einen Zusammenbruch erlitten, und sie hatte ziemlich viele Nervenkliniken aufgesucht.«

Nicht nörgeln, nicht zanken! Obwohl es womöglich einer wahren Engelsgeduld bedarf, ständig zu wiederholen: »Nein, es macht mir wirklich nichts aus, daß es ein Junge geworden ist, auch wenn ich vorher gesagt habe, ich hätte gern eine Tochter«; »Das Baby ist prima so«; »Ich weiß doch genau, daß du nichts dafür kannst.« Noch fataler ist das Nörgeln Außenstehender, besonders, wenn sie zur älteren Generation gehören und die Qualen schon längst vergessen haben oder wenn es Menschen sind, die das selbst nie durchmachen mußten.

Die frischgebackene Mutter nicht auf ihre Unzulänglichkeit, die unerledigte Arbeit, ihr ungepflegtes Äußeres hinweisen. Es hat keinen Wert, ihr ungeschminkt zu sagen, was man davon hält, daß sie sich gehenläßt.

Keine wohlfeilen, leeren Phrasen dreschen wie: »Reiß dich zusammen!«; »Du weißt ja nicht, was für ein Glück du hast«; »Viele sind schlimmer dran als du«; »Jammern bringt dich auch nicht weiter«; »Denk doch mal an andere!«

Man sollte sie nicht mit dem Baby allein lassen, wenn auch nur die geringste Vermutung besteht, daß sie dem Kinde oder sich selber etwas antun könnte.

Ihr nicht das Gefühl geben, daß sie faulenzt, wenn sie sich ausruht. Sie möchte um 19 Uhr zu Bett gehen und schlafen? Um so besser! Schlaf hat noch keinem geschadet, und wahrscheinlich braucht sie jede Menge Schlaf, soviel sie nur kriegen kann. Aber wenn sie Schlaftabletten bekommen hat, nehme man die Packung in Verwahrung und zähle die Dosis stets genau ab. Eine Tablette mehr ist rasch geschluckt, und dann vielleicht noch eine mehr und noch eine ...

Nie sagen: »Ein neues Baby, da sind Sie aber gewiß sehr glücklich!« Es kann ja immer sein, daß ihr gerade entsetzlich zumute ist. Man darf auch nicht erwarten, daß alle jungen Mütter den ganzen Tag lang vor Freude und Zufriedenheit strahlen. Wenn man sie besucht, bleibe man nicht zu lange, vielleicht sehnt sie sich danach, wieder schlafen zu gehen.

Wir kommen nun zu den Geboten, und da muß ich voranstellen, auf welche Lösung eine Frau verfiel, die mir schrieb: »Nach meinem ersten Zusammenbruch traf ich eine Übereinkunft mit meinem Mann – er versorgte mich in meiner zweiten Kindbettwoche unbegrenzt mit Schaumwein, und alles ging gut.«
Dazu meine ich: Wenn schon schwindlig, dann lieber von Sekt als von irgend etwas anderem, aber eine Lösung ist das nicht.
Man lasse die frischgebackene Mutter frei von der Leber weg über ihre geheimsten Ängste sprechen und zeige weder Erstaunen noch gar Empörung. Oft sind ihre Ängste unbegründet, aber sie soll sie artikulieren, sie muß sie »rauslassen«. Man nehme in ihrer mißlichen Lage Rücksicht auf sie und bekunde Mitgefühl.
Der Mutter selbst rate ich: Nehmen Sie die Hilfe anderer an, und wenn Ihnen keine angeboten wird, sollten Sie sich eisern darum bemühen. Falls Sie das Glück haben, zur rechten Zeit am rechten Ort zu sein, steht Ihnen vielleicht eine Selbsthilfegruppe bei wie die »Meet-A-Mum-Association« (vgl. S. 7). MAMA verfügt in Großbritannien über ein ganzes Netz von Müttergruppen. Man trifft sich bei einer Tasse Tee und spricht mit Leidensgenossinnen über seine Ängste, seine Einsamkeit und andere Probleme. Es findet sich immer jemand, mit dem man reden kann, und sei es auch nur telefonisch. Unterstützt wird diese Bewegung von der Zeitschrift *Woman*.
Bei der »Association for Postnatal Illness«, der Gesellschaft für postnatale Erkrankung, handelt es sich um eine Organisation, die eigens zum besseren Verständnis der Probleme, die mit postnatalen Erkrankungen verbunden sind, und zur Förderung der Forschungsarbeit auf diesem Gebiet gegründet wurde. Sie verfügt über ein Team von Freiwilligen, die alle einmal an postnataler Depression gelitten und sich wieder davon erholt haben und die bereit sind, jenen, die noch mittendrin stecken, durch Telefongespräche oder Besuche zu helfen.
Auch im Rahmen des »National Childbirth Trust« bestehen Gruppen von Müttern, die die problematischen Nachwirkungen des Kinderkriegens aus eigener Erfahrung kennen und zu jeder Tages- und Nachtzeit bereit sind, verständnisvoll zuzuhören. Wenn der frischgebackenen Mutter wieder einmal die Decke auf den Kopf fällt, aber gerade kein Familienmitglied und keine Freundin zur Verfügung steht, lohnt es sich immer, die zuständige Sozialarbeiterin oder Bezirksschwester zu verständigen, da sie in der Regel für geeigneten Beistand sorgen können.
Wenn das Baby schreit, sollte die Mutter getrost eine Vertrauensperson bitten, es so lange zu nehmen; sie braucht sich dessen nicht zu schämen, denn das Greinen kann die Nerven einer Mutter, die nicht auf der Höhe ist, arg strapazieren. Man hat auch schon die Einrichtung von Säuglings-

heimen vorgeschlagen, in denen Babys von jemandem betreut werden können, dessen Gefühle nicht so stark berührt sind wie die der leiblichen Mutter und der den Kleinen liebevolle Fürsorge angedeihen läßt.
Verwandte und Freunde müssen unendlich viel Geduld und Verständnis aufbringen. Das gilt besonders für Ehemänner, auch wenn sie das alles vielleicht unbegreiflich und das unlogische Verhalten ihrer Frauen unverzeihlich finden.
Entscheidungen muß der Ehemann aufschieben, bis seine Frau von der Depression genesen ist. Erst dann können sie beide die anstehenden Fragen – z. B. ob umgezogen, der Arbeitsplatz gewechselt, der schon lange erörterte Umbau der Wohnung vorgenommen und wie der Urlaub verbracht werden soll – in Ruhe klären und mit Bedacht Entschlüsse fassen, die über den Tag hinaus Bestand haben.
Es gilt darauf zu achten, daß die junge Mutter weder schwere Einkaufstaschen trägt noch anstrengende Hausarbeit verrichtet. Nicht vergessen: Die durch die Schwangerschaft so stark beanspruchte Bauchmuskulatur braucht Zeit, um sich zu erholen. Die Mutter sollte auch Gymnastik treiben, solange ihre Energie es erlaubt. Das Schlimmste ist zu langes Stehen – zum Beispiel am Herd, bis das Teewasser kocht, was sie genausogut sitzend abwarten kann. Wenn sie als pingelige Hausfrau auf Händen und Knien den Boden schrubben will, mag sie es nach Maßgabe ihrer Kräfte ruhig tun, denn das hilft der Straffung ihrer Bauchmuskulatur.
Die Frage der Empfängnisverhütung bedarf der wohlerwogenen gemeinsamen Absprache. Solange die Frau noch depressiv ist und ihre gewohnte Lebensfreude noch nicht wiedergefunden hat, sind die erforderlichen Schutzvorkehrungen Sache des Ehemannes. Mit der Pille vor der völligen Genesung zu beginnen hat keinen Wert (siehe Kapitel 12), auch wenn der Frau die Pillenhormone vor der Schwangerschaft zuträglich gewesen sind.

Regelmäßige Zwischenmahlzeiten

Kapitel 12 handelte von der Ähnlichkeit zwischen den Progesteronrezeptoren und jenen Rezeptoren, die die Blutzuckerspiegel kontrollieren. Dabei wurde betont, wie wichtig es ist, den ganzen Tag über auf einen ausgeglichenen Blutzuckerhaushalt zu achten. Und genau hierbei kann die ganze Familie und können alle Freunde helfen. Sorgen Sie dafür, daß die junge Mutter alle drei Stunden kleine Mengen stärkehaltiger Nahrungsmittel zu sich nimmt, so etwa einen Keks, ein Knäckebrot, Kartoffelchips, Pudding oder Pellkartoffeln. Im Grunde genommen kommt alles in Frage, was aus Mehl, Kartoffeln, Reis, Roggen oder Hafer hergestellt wird, und da gibt es eine Menge Auswahl. Wenn sie nachts zum Stillen aufstehen muß, dann ist darauf zu achten, daß in greifbarer Nähe Kekse stehen, die sie knabbern kann, während das Baby nuckelt. Sind schon ältere Kinder da, die die Uhrzeit lesen können, erklären Sie ihnen, daß die Mama alle drei Stunden eine Kleinigkeit essen muß. Das funktioniert immer, weil die Kinder selbst auch immer auf Knabbereien versessen sind.

Helfen Sie der Mutter einzusehen und zu beherzigen, daß das Sichzurückhungern auf das Vorschwangerschaftsgewicht durch strenge Diät oder Blitzkuren unnötig ist, solange sie sich von den Folgen der Geburt noch nicht völlig erholt hat. Sie soll lieber in ihren gymnastischen Übungen fortfahren, die auf ihren Zustand abgestimmt sind – sie kräftigen die Bauchmuskulatur und reduzieren das »Bäuchlein«.

Pyridoxin (Vitamin B_6) war ein beliebtes, rezeptfrei erhältliches Präparat, das gegen Erschöpfung, Depression, Reizbarkeit, Kopfschmerzen und eine Vielzahl anderer Symptome wirksam sein sollte. Es war bereits seit langem bekannt, daß zuviel Vitamin B_6 bei Tieren periphere Neuritis auslösen kann. 1983 aber berichteten Schaumburg und seine Mitarbeiter in New York von sieben Fällen schwerer Nervenvergiftung, die durch die Einnahme hoher Pyridoxindosen verursacht wurde. Bis zu dem Zeitpunkt hatte man es – als wasserlösliches Vitamin – für relativ harmlos gehalten, und man wußte, daß es in winzigen Mengen für den Gehirnstoffwechsel gebraucht wurde. Neuere Studien jedoch haben gezeigt, daß es beim Menschen selbst in kleinen Dosen zu einer Nervenvergiftung führen kann, die sich in Taubheitsgefühl, Kribbeln in den Händen oder Füßen, stechendem Schmerz, einer übertriebenen Berührungsempfindlichkeit der Haut, allgemeinem Juckreiz und Muskelschwäche ausdrückt. In neueren Untersuchungen wurde betont, daß hier nicht die Höhe der Pyridoxindosis eine Rolle spielt, sondern vielmehr die Einnahmedauer, wobei es unwesentlich ist, ob das Pyridoxin kontinuierlich oder mit Unterbrechungen genommen wurde. Es sollte deshalb ganz klar von der Einnahme von Vitamin B_6 abgeraten werden. Wurde bei einer Blutuntersuchung festgestellt, daß Sie einen Vitamin-B_6-Mangel haben (der im allgemeinen beim Menschen kaum vorkommt), dann ist dies ein Zeichen für eine Fehlernährung, der zunächst einmal das Hauptaugenmerk gelten sollte.

Manche Frauen bemerken, daß ihr Körper vermehrt Wasser und Natrium einlagert, wissen aber nicht, daß er zugleich Kalium verliert. Eine einfache Blutuntersuchung informiert darüber, ob Kaliumgaben nötig sind. Wenn kein Bedarf besteht, ist von einer Kaliumzufuhr in großen Mengen abzuraten. Frauen, die gegen die Wasserretention harntreibende Mittel einnehmen und sich sehr müde fühlen, sollten eine Blutuntersuchung vornehmen lassen, um ihren Kaliumspiegel zu bestimmen. Die Kaliumzufuhr kann durch kaliumreiche Nahrungsmittel (namentlich Bananen sowie Tomaten- und Orangensaft) erhöht werden. Wie aber bereits auf Seite 136f. ausgeführt, läßt sich der Wassereinlagerung weitaus besser begegnen, indem dem Körper alle drei Stunden stärkehaltige Nahrungsmittel zugeführt werden.

Mehr Aufklärung über die Probleme, die nach der Entbindung auftreten können, sollte Teil jeder Gesundheitserziehung sein, so beispielsweise in den von Mann und Frau gemeinsam besuchten Vorbereitungskursen für pränatale und postnatale Pflege. Auch in den Krankenpflegeberufen müßten gediegene Kenntnisse auf diesem Gebiet zum Rüstzeug gehören. Man hat sogar schon angeregt, diese Dinge auch in der schulischen Sexualerziehung zu behandeln.

Nun zum Schluß das wichtigste Gebot für die Mutter, ihre Verwandten und ihren Freundes- und Bekanntenkreis: Wenn Sie merken, daß ein Arzt gerufen werden muß, damit sich die bedrängte Seele mit ihm aussprechen kann, nicht zögern – holen Sie ihn! Nehmen Sie nicht von vornherein an, er sei zu beschäftigt, um Ihnen zuzuhören, und bedenken Sie stets, daß er vieles für Sie zu tun vermag, was anderen unmöglich ist. Wenn es in all der Finsternis ein paar gute Tage gegeben hat, sollte der Ehemann auf jeden Fall die guten und die schlechten Tage notieren, und wenn die Periode wieder aufgetreten ist, auch die Menstruationstage. Eine zuverlässige »Buchführung« dieser Art kann dem Arzt helfen, die Probleme der Mutter schneller und genauer zu erkennen.

16 Mittel und Wege zur Gesundung

»Angenommen, ich könnte mit meinem Zauberstab eines, aber eben nur eines Ihrer vielen Probleme aus der Welt schaffen. Für welches würden Sie sich entscheiden?«

Diese Frage wird an Patientinnen oft gerichtet, nachdem sie eine Zeitlang über die zahlreichen Symptome und gesundheitlichen Veränderungen seit der Geburt ihres Babys gesprochen haben. Die meisten antworten darauf: »Vor allem soll meine frühere Energie zurückkehren, damit ich den Dingen wieder gewachsen bin und sie auch wirklich anpacke. Damit ich wach bleiben kann. Damit ich auch wieder lachen kann.«

Dieser Mangel an Energie, diese Müdigkeit, gehört zu den hauptsächlichen Befindensstörungen bei postnataler Depression – und wird doch leider durch manche Medikamente, die die Kranken bekommen, nicht gebessert, sondern verschlimmert. Wenn Ärzte Psychopharmaka gegen Depressionen verschreiben, bevorzugen sie meist zwei Medikamentengruppen, nämlich die Antidepressiva und die Tranquilizer oder Sedativa. Der Definition nach sollen Tranquilizer beruhigend und entspannend wirken. Bei den gängigen trizyklischen Antidepressiva, zu denen so beliebte Mittel wie Tofranil, Tryptizol, Stangyl, Tolvin, Prothiaden sowie an die fünfzig weitere Namen zählen, wird die Hauptwirkung, nämlich die Beseitigung der Depression, von der Nebenwirkung begleitet, daß sie müde machen. Deswegen wird meist verordnet, sie abends einzunehmen, weil dann die Hoffnung besteht, daß die Schläfrigkeit am nächsten Morgen gewichen ist. Eine Patientin erklärte, als sie in der Klinik erschien: »Ich hab's mit gelben Dreiecken probiert, mit winzigen leuchtend blauen, mit roten Tabletten und mit den üblichen grünen und schwarzen Kapseln. Jetzt bin ich mal gespannt, welche Farbe Sie mir nun geben.«

Es stimmt: Wenn das trizyklische Antidepressivum des eingesetzten Typs nach zwei Wochen keine Besserung bewirkt hat, erhöht der Arzt vielleicht die Dosis, oder er stellt die Patientin auf einen anderen Typ um. Das sind bewährte Maßnahmen in der Therapie der typischen Depression, aber es wird den Leserinnen einleuchten, wenn ich sage, daß postnatale Depressionen *nicht* in der typischen traditionellen Art behandelt werden sollten. Zudem ist die Verstärkung der ohnehin schon so problematischen Müdigkeit nicht zu rechtfertigen.

Zuerst muß sich der Arzt vergewissern, daß es sich bei der Erkrankung der Patientin weder um das Wiederauftreten einer früheren Depression noch um das erste Auftreten einer typischen endogenen Depression handelt. Wenn er eine postnatale Depression erkannt hat und sich seiner Diagnose sicher ist, kann er eine Hormonbehandlung ins Auge fassen. Diese Behandlung wird sich nun weitgehend danach richten, in welchem Stadium er die Patientin das erste Mal zu sehen bekommt, oder danach, ob die Menstruation bei ihr wieder eingetreten ist und ob sie stillt oder nicht. Am besten läßt sich einer postnatalen Depression sicherlich mit der Progesterontherapie vorbeugen. Diese Behandlung muß jedoch bereits während der Schwangerschaft unter enger Mitarbeit der Patientin, des Allgemeinarztes und Geburtshelfers vorbereitet werden (siehe Kapitel 14).

Das Frühwochenbett

Wenn sich bei der Patientin einen oder zwei Tage nach der Entbindung Anzeichen von depressiver Bekümmertheit zeigen, kann Progesteron einen dramatischen Umschwung herbeiführen, da es das plötzliche Defizit an plazentarem Progesteron ausgleicht. Ist sie sehr krank, bekommt sie zunächst etwa eine Woche lang Progesteronspritzen. Bei Besserung ihres Zustands können dann statt Injektionen Zäpfchen (bis zu sechs täglich) verabfolgt werden. Diese Behandlung wird noch zwei Wochen fortgesetzt und dann allmählich beendet, doch ist darauf zu achten, daß die Patientin immer ein paar Zäpfchen vorrätig hat für den Fall, daß sie in den Tagen vor dem ersten Wiedereintritt der Menstruation Progesteron braucht.

Schon 1945 beobachteten Dr. Otto Billig und Dr. John Bradley, North Carolina, daß bei ihren Klinikpatientinnen die Wochenbettpsychose vor der Menstruation zunahm. Deshalb behandelten sie ihre schwerkranken Fälle zunächst mit Schocktherapie und anschließend nur mit Progesteron. Sie erzielten befriedigende Resultate. Antidepressiva standen damals noch nicht zur Verfügung.

Refraktärphase

In der Refraktärphase kann der Patientin vor dem Wiederauftreten der Menstruation kontinuierlich Progesteron verabreicht werden, um die Zunahme der Beschwerden vor der Periode zu verhindern, aber außerdem sind hinsichtlich der Depression Maßnahmen angezeigt. Da es sich bei postnataler Depression nicht um die typische Depression handelt, ist die Prognose bei Verabfolgung trizyklischer Antidepressiva nicht günstig, doch gibt es spezielle Antidepressiva, die äußerst wirksam sind, die sogenannten MAO-Hemmer.

Die Monoamine sind wichtige chemische Stoffe in den Gehirnzellen, welche die normale Stimmungsregulation unterstützen, und bei einem Defizit an diesen Monoaminen kommt es zur Depression. Auch gibt es in den Gehirnzellen besondere chemische Enzyme oder Katalysatoren, die Monoaminoxydasen, deren Aufgabe es ist, die Monoamine zu oxydieren. Die MAO-Hemmer stoppen diese Oxydation, so daß die Monoamine in den Gehirnzellen erhalten bleiben, wodurch sich die depressive Stimmung aufhellt.
MAO-Hemmer bewähren sich besonders in der Therapie atypischer Depressionen. Sie haben den großen Vorteil, daß sie nicht schläfrig machen. Allerdings können sie zu nächtlicher Schlaflosigkeit führen, weswegen den Patienten empfohlen wird, die Tabletten früh am Tage einzunehmen. Außerdem läßt ihr antidepressiver Effekt nicht so lange auf sich warten: MAO-Hemmer wirken gewöhnlich schon binnen vier bis sechs Tagen, trizyklische Antidepressiva hingegen erst nach zwei Wochen. Dennoch ist beim Einsatz von MAO-Hemmern Vorsicht geboten; sie dürfen nicht zusammen mit bestimmten trizyklischen Antidepressiva verwendet werden und auf gar keinen Fall in Verbindung mit Amphetamin oder Morphium. Wenn also Patienten bereits trizyklische Mittel bekommen, ist vor dem Beginn einer MAO-Hemmer-Therapie ggf. eine zehn- bis vierzehntägige Entwöhnungsphase vorzuschalten. Für die Dauer der Behandlung mit MAO-Hemmern muß auf bestimmte Nahrungsmittel verzichtet werden, vor allem zum Beispiel auf Käse, Puffbohnen und Extrakte aus frischer Brauhefe. Alkohol ist nur in sehr kleinen Mengen erlaubt. Folglich darf man MAO-Hemmer nur Patienten geben, bei denen die Gewähr besteht, daß sie die verbotenen Nahrungsmittel strikt meiden. Eine Liste mit entsprechenden genauen Angaben bekommen sie zusammen mit ihrer ersten Verschreibung ausgehändigt. Wenn sie auch nur eine unterdurchschnittlich kleine Portion eines verbotenen Nahrungsmittels zu sich nehmen, werden sie dafür wahrscheinlich mit heftigen Kopfschmerzen als Folge einer jähen Blutdruckerhöhung bezahlen müssen. Die Anwendung von MAO-Hemmern begann in einer Zeit, in der man sich in diesen Nahrungsbeschränkungsfragen noch nicht auskannte. Damals ist es vereinzelt nach dem Genuß von alkoholischen Getränken und 250 Gramm Käse zu Gehirnblutungen gekommen.
Nicola, eine 28jährige Dozentin, war nachweislich bei bester Gesundheit, überstand ihre Schwangerschaft ohne Probleme und wurde komplikationslos von einem drei Kilogramm schweren Sohn entbunden. Da sie ihre Berufstätigkeit bald wieder aufnehmen wollte, verzichtete sie darauf, das Baby selbst zu stillen. Sie berichtete, daß sie seit vier Wochen, nämlich seit dem dritten Tag nach der Entbindung, immerzu weinen müsse, und war auch in Tränen aufgelöst, als sie mir in meinem Sprech-

zimmer sagte: »Wie soll ich in dieser Verfassung vor ein studentisches Publikum treten?« Sofort wurden bei ihr tägliche Progesteroninjektionen und dazu MAO-Hemmer (drei Tage lang zweimal täglich des Morgens, von da an dreimal täglich) angewendet. Als sie in der folgenden Woche wiederkam, hatte sich ihr Zustand gebessert; die Weinanfälle traten nicht mehr so oft auf. Zwei Wochen nach Behandlungsbeginn stellte sich ihre Periode wieder ein, und sie war, wie sie fand, »wieder ganz die alte«. Die MAO-Hemmer-Therapie wurde noch einen Monat lang fortgesetzt und dann reduziert. In den nächsten zwei Monaten bekam sie von der Zyklusmitte an bis zur Menstruation Progesteronzäpfchen. Entlassen wurde sie nach einem Intervall von vier Monaten ohne Medikation, aber sie führt sorgfältig ihren Regelkalender, damit sie unverzüglich behandelt werden kann, wenn das prämenstruelle Syndrom auftritt.

Stillt die Mutter nicht selbst, so kann sie während der Refraktärphase Bromocriptin einnehmen. Da Bromocriptin die Laktation stoppt, wird der stillenden Mutter, die es bekommen soll, zuvor empfohlen, im Laufe der nächsten zwei Wochen allmählich mit dem Stillen aufzuhören. Bromocriptin ist ein Mutterkornderivat, das den Prolaktinspiegel senkt; dadurch verkürzt es die Refraktärphase, beschleunigt das erneute Auftreten von Ovulation und Menstruation, führt zu normalen Progesteronspiegeln und verstärkt den normalen Geschlechtstrieb. Nach der üblichen Verschreibungspraxis wird Bromocriptin in Form von einer oder zwei Tabletten zusammen mit Nahrung kurz vor dem Schlafengehen eingenommen. Tagsüber oder auf nüchternen Magen zugeführt, könnten die Tabletten unangenehme Übelkeit und Schwindel hervorrufen.

Nach dem Wiedereintritt der Menstruation

Findet die erste Konsultation nach dem Wiederauftreten der Periode statt, so wird der Patientin für die Zeit vom 14. Tag ihres Menstruationszyklus bis zum Beginn der nächsten Menstruation Progesteron verordnet. Wenn die Patientin über ihre Tage und das zeitliche Bild der Symptome akkurat Buch geführt hat, können die Progesterongaben individuell auf ihren Zyklus abgestimmt werden. Alle mit Progesteron behandelten Patientinnen werden dazu angehalten, Symptome und Menstruation fortlaufend genau zu notieren. Außer bei sehr schweren Symptomen gelangen Progesteronzäpfchen zur Anwendung, wobei die Tagesdosis von anfangs einem bis zwei Zäpfchen erforderlichenfalls auf vier erhöht werden kann.

Patientinnen, bei denen die Regel zurückgekehrt ist, die Depression aber nicht weichen will und sich vor der Periode stets verschlimmert (Stadium 2

in Abb. 10, S. 96), werden sowohl mit MAO-Hemmern als auch mit Progesteron behandelt, bis sich die Depression im Postmenstruum zurückgebildet hat und mit Stadium 3 (Abb. 10, S. 96) das prämenstruelle Syndrom eingetreten ist. Dann werden die MAO-Hemmer allmählich reduziert und schließlich ganz abgesetzt, die Progesterongaben aber von der Ovulation bis zur Menstruation weiter verabreicht.
Pauline, eine 39jährige Hausfrau, litt an postnataler Depression des Stadiums 2, die seit vier Jahren in schleichender Form bestand. Bei ihrem zweiten Besuch meinte sie: »An einem oder zwei Tagen habe ich mich ein bißchen wieder so wie früher vor Stephens Geburt gefühlt. Ich könnte im Regen tanzen!«
Eine andere Frau äußerte, nachdem sie infolge der Behandlung völlig symptomfrei geworden war: »Ich habe meinen alten Mut wiedergefunden, jetzt kann ich widersprechen, Menschen direkt ins Gesicht blicken und protestieren, wenn man mir beim Bezahlen falsch herausgibt.« Und eine kanadische Patientin berichtete:
»Ich habe jetzt den Elan, lieber zu Fuß zu gehen als die U-Bahn zu nehmen. Geistig bin ich so klar, daß ich beim Einkaufen wieder Preise vergleiche, wo ich früher rasch das erstbeste gegriffen habe, damit ich mich bloß gleich wieder nach Hause und ins Bett verziehen konnte. Jetzt stecke ich voller Ideen und erledige mit Selbstdisziplin sogar langweilige Arbeiten, statt mich mit Ausreden zu drücken. Ich muß gut aussehen, das weiß ich, weil jeder mich fragt, zu welchem Friseur ich gehe.
Ich fühle mich bestens und habe nun die Gewißheit, daß ich kein neurotisches Weib bin.«
Sobald die postnatale Depression in das prämenstruelle Syndrom übergegangen ist, setzt auch die gezielte Behandlung dieser Störung ein, so wie sie in meinem Buch »Once a Month« behandelt wird. Ärzte können in meinem Buch »Premenstruel Syndrome and Progesterone Therapy« die genauen Dosierungsrichtlinien und Einzelheiten dieser Behandlung nachlesen.

Pille absetzen

Von der Behandlung mit Progesteron, MAO-Hemmern und Bromocriptin einmal abgesehen, sind im Blick auf therapeutische Maßnahmen bei postnatal depressiven Patientinnen noch andere Punkte zu bedenken. Wahrscheinlich wird man den Patientinnen raten, die Pille abzusetzen und eine andere Verhütungsmethode zu praktizieren. Das Progesteron in der Östrogen-Gestagen-Pille und in der reinen Gestagenpille bewirkt ja, wie auf S. 114f. besprochen, eine Abnahme des natürlichen Progesterons im Blut, und dies ist bei postnataler Depression das Gegenteil dessen, was erreicht werden soll. Zudem trägt die Pille zur Verlängerung der Refraktärphase vor Beginn der Menstruation bei; daran ändert auch die gewöhnliche, schwache Entzugsblutung am Ende jeder Kur nichts. Sie kann Periodenausfall zur Folge haben, indem sie darauf hinwirkt, daß die Menstruationsuhr in ihrem Ruhezustand verharrt, statt nun, da die Schwangerschaft vorbei ist, wieder zu arbeiten. Wie man weiß, gelangen Östrogene und Progesterone durch die Muttermilch in den Organismus des Säuglings, aber welchen Einfluß diese kleinen Mengen auf das spätere Leben des Kindes haben, ist noch unbekannt. De facto besteht die Möglichkeit, daß die Depression als eine Nebenwirkung der Pille entstanden und keine echte postnatale Depression ist. Selbst Frauen, die vor der Schwangerschaft die Pille wunderbar vertragen haben, können jetzt das Gefühl haben, daß sie depressiv macht. Auch von einer Sterilisation wird abgeraten, da der an sich simple Eingriff der Eileiterunterbrechung – wie auf Seite 93 erläutert – zu einer Senkung des Progesteronspiegels im Blut führen kann. Wichtig ist jedoch hervorzuheben, daß die Progesterontherapie den Frauen, die sie erhalten, einen sicheren Empfängnisschutz bietet. Diese Wirkung setzt 24 Stunden nach der ersten Gabe ein und währt den gesamten Behandlungszeitraum über.

Blutuntersuchungen

Beim ersten Besuch der Patientin kann der Arzt eine Blutuntersuchung zur Bestimmung des Progesteron-, Prolaktin- und, wenn möglich, des Kaliumspiegels veranlassen. Der Prolaktinnachweis kann jedoch nicht erfolgen, solange die Patientin noch stillt, und ebensowenig, solange sie die Pille, Tranquilizer, Antidepressiva oder Schlaftabletten nimmt. Eine Bestimmung des Progesteronspiegels empfiehlt sich, wenn die Mutter seit der Geburt des Kindes nicht menstruiert hat; denn dann gibt der Befund einen Hinweis darauf, ob in den nächsten zwei Wochen mit der Menstruationsblutung zu rechnen ist. Wenn sie bevorsteht, könnte dies ggf. das verstärkte Auftreten von Symptomen zu der Zeit erklären. Den Grund für solche Symptome sollte man dann nicht in den therapeutischen Maßnahmen suchen, mit denen die Patientin behandelt worden ist. Wenn die Menstruation bereits begonnen hat, bringt ein Progesterontest in den ersten zwei Wochen nach dem Eintreten der Regel nichts, da dann kein Progesteron vorhanden ist. Progesteronbestimmungen werden am besten sieben Tage nach der Ovulation durchgeführt, was allerdings voraussetzt, daß exakte Menstruationsdaten vorliegen. Eine Kaliumbestimmung ist notwendig, wenn die Frau ein harntreibendes Mittel bekommt, sowie bei starker Wasserretention oder übermäßiger Erschöpfung. Ein niedriger Kaliumspiegel kann zu große Müdigkeit sowie Schwäche in den Beinen begründen. Vielleicht setzt der Arzt außerdem Blutuntersuchungen an, um alle Symptome auszuschließen, die auf Anämie, Schilddrüsenschwäche oder sonstige vermutete Störungen zurückgehen.

Wochenbettpsychose

Bei hochgradiger Psychose muß die Mutter ins Krankenhaus eingewiesen werden, und zwar möglichst schnell. Zunächst wird man sie sedieren müssen, damit sich ihre verwirrte Psyche beruhigt. Gewöhnlich verabreicht man einen Tranquilizer der stärkeren Sorte, zum Beispiel Jatroneural oder Megaphen. Diese Mittel haben ihren therapeutischen Nutzen bei Verhaltensstörungen, verursachen aber gelegentlich ein leichtes Zittern oder motorische Starrheit. Um letztere Nebenwirkung abzustellen oder zu verhindern, werden andere Spezialtabletten gegeben.
Manchmal liegt manische Depression vor, das heißt, die Patientin zeigt heftige Stimmungswechsel mit Phasen ungewöhnlich hoher und ruheloser Erregtheit, starkem Rededrang und wilder Gedankenflucht und Phasen tiefer Depression. Solchen psychotischen Patientinnen kann eine Behandlung mit Lithium helfen, einem Alkalimetall, das normalerweise in unserem Blut vorhanden ist, wenn auch nur in winzigen Mengen. Es werden ein bis vier Tabletten täglich verabreicht. Die Lithiummenge, die aus der eingenommenen Tablette vom Blut resorbiert wird, ist jedoch individuell verschieden, und deshalb müssen bei jeder Patientin häufig Blutuntersuchungen vorgenommen werden, um zu ermitteln, wieviel Lithium das Blut aufnimmt, und um sicherzustellen, daß der Spiegel nicht zu hoch ist. Die frühen Warnzeichen für Überdosierung sind Übelkeit und Durchfall. Der Patientin wird geraten, im Fall des Auftretens dieser Symptome mit der Lithiumzufuhr einen Tag lang völlig auszusetzen und sie dann in einer geringeren Dosierung wieder aufzunehmen.

Langzeitbehandlung mit Arzneimitteln

Psychosepatientinnen sind bei der Entlassung aus der Klinik meist noch nicht gänzlich kuriert. Zwar hat sich ihr Zustand wesentlich gebessert, aber sie nehmen noch Arzneimittel und müssen deshalb bei allmählicher Herabsetzung der Dosen im Laufe der nächsten paar Monate gut überwacht werden. Es ist indes nicht ungewöhnlich, daß einem Frauen begegnen, die ihre Besuche beim ambulant behandelnden Psychiater im Krankenhaus eingestellt haben und sich ihr Mittel einfach vom Hausarzt weiterverschreiben lassen. Der Hausarzt wiederum hat oft den Eindruck, daß die Patientin nach wie vor einen Psychiater aufsucht. Manche Frauen bleiben jahrelang bei derselben Dosis und lehnen, wenn sie das vielleicht zehn Jahre praktiziert haben, jede Verminderung oder Änderung von Dosis bzw. Mittel ab. Frauen, die Antidepressiva einnehmen, müssen in Abständen mit dem Ziel kontrolliert werden, nach Maßgabe der Besserung die Behandlung allmählich einzuschränken und schließlich ganz zu beenden. Ein Reduzieren der Arzneimittelbehandlung bedarf der sorgfältigen zeitlichen Abstimmung im Hinblick darauf, die Dosis sofort nach der Menstruation, wenn die Patientin in bester Verfassung ist, zu vermindern. Oft wird die tägliche Arzneimitteldosis wegen des prämenstruellen Syndroms beibehalten, gegen das die Frauen während der zweiten Zyklushälfte ausschließlich Progesteron bekommen sollten.

Arzneimittel und Stillen

Bei der Behandlung einer noch stillenden Mutter ist die Wirkung jener Medikamente zu bedenken, die erwiesenermaßen über die Muttermilch weitergegeben werden. Dazu zählen vor allem Valium, trizyklische Antidepressiva, Östrogene und Progestogene, wie sie in der Pille vorkommen, sowie Diuretika und Lithium. Bekommt die Mutter Valium, so muß genau beobachtet werden, ob ihr Säugling nicht zu schläfrig wird. Bekommt sie Lithium, muß auch beim Baby der Lithiumspiegel im Blut bestimmt werden.

Hoffnungen für die Zukunft

Gegenwärtig wird experimentell zu klären versucht, wie wirksam Progesteron in Form von Nasenspray sein kann. Man weiß bereits, daß diese Art der Zufuhr bei Affen ihren Zweck erfüllt, und erprobt sie jetzt an Frauen. Sie wird mit Unterstützung der Weltgesundheitsorganisation in einem Versuch in der anatomischen Abteilung der Universität Birmingham sowie von Wissenschaftlergruppen in Amerika und Indien angewandt. In erster Linie befaßt man sich dabei mit der kleinen Dosis, die zur Unterbindung des Eisprungs erforderlich ist, denn man will herausfinden, ob sie sich als Kontrazeptivum eignet, wenn sie vor der Ovulation gegeben wird. Für den Fortgang dieser Arbeiten interessieren sich viele Frauen mit prämenstruellem Syndrom, bei denen sich Progesteroninjektionen oder -zäpfchen bewährt haben.

Weitere Fortschritte in der Behandlung postnataler Depressionen sind davon abhängig, daß die Biochemie zuverlässige Tests für die Diagnose und Differenzierung der verschiedenen Depressionstypen sowie für die Überwachung der Zustandsbesserung der Patientinnen entwickelt. Ebenso wichtig ist die Suche nach Arzneimitteln, welche die Refraktärphase verkürzen, indem sie die ruhende Menstruationsuhr stimulieren.

17 Die postnatale Depression findet Eingang in die Rechtsprechung

In der Einleitung zum Buch wurden dem Leser 13 Schlagzeilen vorgestellt. Diese stammen aus über 200 Presseberichten aus dem Jahr 1987. Sie lesen sich wie die Überschriften von Kapiteln aus der weltgrößten Sammlung von Gruselgeschichten. Unglücklicherweise hat diese tragischen Geschichten jedoch das Leben selbst geschrieben, und die meisten von ihnen hätten verhindert werden können. Man muß sich aber darüber im klaren sein, daß diese menschlichen Tragödien, von denen wir über die Medien erfahren, nur die Spitze des Eisbergs darstellen. Viel zu viele Fälle postnataler Depression enden schließlich vor Gericht – ob nun vor dem Familien- oder Strafgericht. Es werden Zeugen aufgerufen, die aussagen sollen, was passiert ist. Das heißt aber doch, daß da jemand gewesen sein muß, der gesehen hat, in welchem Zustand sich die Mutter befand, bevor es zu der Tragödie kam, ja vielleicht sogar nur einige wenige Minuten vor der Tat selbst. Warum wurde dann aber nicht eingegriffen, bevor es zu spät war? Die Antwort ist ganz einfach die, daß niemand begriffen hat, daß sich da eine Katastrophe anbahnt, und sollte es jemanden gegeben haben, so hatte er keine Ahnung, was er hätte tun können. Und doch werden Zeugen vor Gericht aussagen, die Mutter habe sich verstört verhalten. Obgleich es sich hierbei in erster Linie um im Grunde vermeidbare Katastrophen handelt, wird für deren Vermeidung nichts Praktisches getan. Millionen von Mark werden für die Prävention von Krebs, Aids, Nieren- und Herzerkrankungen ausgegeben – für Krankheiten also, denen sich gar nicht optimal vorbeugen läßt. Die vielen Todesfälle jedoch, die im Zusammenhang mit der postnatalen Depression stehen, könnten schon allein dadurch verhindert werden, daß Familien, Sozialarbeiter und die breite Öffentlichkeit zu der Einsicht gebracht werden, daß es – verhält sich eine junge Mutter in einer Weise, die nicht im Einklang mit ihrem normalen Wesen steht – in ihrer Verantwortung liegt zu erkennen, ob es sich vielleicht um eine postnatale Depression handelt, die damit verbundene Gefahr einzuschätzen und für eine Behandlungsmöglichkeit zu sorgen. Auch muß ihnen beigebracht werden, wie sie reagieren müssen, um eine Katastrophe zu verhindern. In diesem Kapitel werden nur jene Einzelheiten zur Sprache gebracht, die auch in der Presse behandelt wurden, da alles, was in der Sprechstunde zu erfahren war, vertraulich ist und bleiben muß. Um den Betroffenen unnötiges Leid zu ersparen, wurden alle Namen geändert.

Die menschlichen Tragödien lassen sich in drei Gruppen unterteilen:

jene, die kurz nach der Entbindung passieren, während sich die Mutter in einem akuten psychotischen Zustand befindet; jene, die mit dem Wiedereintritt der Menstruation zusammenfallen; drittens schließlich die vielen Familienstreitigkeiten. Es muß jedoch betont werden, daß ein hoher Prozentsatz gar nicht in den Presse- und Prozeßberichten erscheint und die Öffentlichkeit nie davon erfahren wird.
Der im britischen Recht verankerte »Infanticide Act« von 1939 besagt, daß eine Mutter in den ersten zwölf Monaten nach der Entbindung nicht des Mordes am eigenen Kind schuldig gesprochen werden kann. Praktisch heißt das, daß sie nicht des Mordes bezichtigt werden kann, für den bei Schuldigbekennung in jedem Fall eine Freiheitsstrafe verhängt werden müßte. Sie kann statt dessen des Totschlags bzw. der Körperverletzung mit Todesfolge angeklagt werden, wofür das Strafmaß von Freiheitsstrafe auf Bewährung bis hin zum völligen Freispruch reicht. Zu beachten ist jedoch, daß der »Infanticide Act« lediglich bei Tötung des eigenen Kindes, nicht jedoch bei Tötung einer anderen Person zur Anwendung kommt, und auch nicht bei der versuchten Tötung oder Verletzung des Kindes.
Im Falle des sechsmonatigen Tom glaubte man zunächst, das Kind sei am plötzlichen Kindstod gestorben. Seine höchst erregte Mutter war früh morgens schreiend in das Schlafzimmer ihrer Eltern gelaufen mit den Worten, das Baby lasse sich nicht wach machen. Die Obduktion jedoch brachte Schädelfrakturen und innere Blutungen zutage, die sich damit erklären ließen, daß das Baby mit beträchtlicher Wucht zu Boden geworfen wurde. Seine Mutter gab dann auch zu, das Kind auf den Boden geschleudert zu haben. Nach Toms Geburt – wie bereits nach der Geburt ihres ersten Sohnes – hatte sie an einer Depression gelitten. Sie wurde zu einem Jahr auf Bewährung verurteilt.
Mary hatte ihrem Arzt beschrieben, wie miserabel sie sich in den drei Monaten seit der Geburt ihres Sohnes fühlte. Er sorgte dafür, daß sie am folgenden Tag von einem Psychiater besucht wurde. Der Psychiater stellte fest, daß Mary an einer postnatalen Depression litt, und erklärte, alles würde in die Wege geleitet werden, damit sie im nahegelegenen Krankenhaus an einer Gruppentherapie teilnehmen könne. Das aber war zu spät für Mary. Ein paar Tage später fand ihr Mann abends bei seiner Heimkehr – er hatte an diesem Tag wie immer morgens um 8 Uhr das Haus verlassen und war um 17.30 Uhr zurückgekommen – das Baby ertrunken im Bad und seine Frau bewußtlos auf dem Bett vor. Beide hatten an diesem Tag noch nichts gegessen. Bei der Obduktion stellte sich heraus, daß das Baby um 17 Uhr ertränkt wurde. Die Mutter lag drei Tage lang auf der Intensivstation – wo man feststellte, daß sie ihre Periode hatte – und wurde dann in die psychiatrische Abteilung verlegt. Sie hatte

vor der Schwangerschaft bereits am prämenstruellen Syndrom gelitten und sprach hervorragend auf die Progesteronbehandlung an. Mary wurde auf Bewährung freigelassen. Die Geschichte hat auch ein Happy-End: Mary bekam wieder ein Kind, wurde prophylaktisch mit Progesteron behandelt, und drei Jahre später lebt die Familie glücklich miteinander.

Halluzinationen sind für Außenstehende nur sehr schwer zu verstehen. Sie können visueller Art sein, das heißt, man sieht jemanden oder etwas, was nicht wirklich vorhanden ist – oft ist es etwas Phantastisches und Furchterregendes. Bei den akustischen Halluzinationen werden nicht vorhandene Laute wahrgenommen. Dabei kann es sich z. B. um zwanghafte, pausenlos erteilte Instruktionen handeln, die ausgeführt werden müssen, wie absurd oder gefährlich auch immer sie sein mögen. Die 23jährige Cathy warf ihren elf Wochen alten Sohn aus einem Fenster im ersten Stock in den Tod. Stimmen hatten ihr eingegeben, dem Baby, das sie innig liebte und das ihr alles bedeutete, Schaden zuzufügen. Sie gehorchte den Stimmen, indem sie das Baby erst die Treppen hinunterwarf und zusah, wie es fiel. Als es überlebte, trug sie es in aller Seelenruhe zum Fenster des ersten Stockes und warf es kopfüber auf die Betonplatten in den Tod. Cathy war hoffnungslos krank, wurde auf Bewährung freigelassen und kam in ärztliche Behandlung.

Man kann die Handlungen von Menschen, die an Halluzinationen leiden, unmöglich verstehen, und sie müssen zu ihrer eigenen Sicherheit stationär aufgenommen werden. Dann aber ist es der natürliche Wunsch der Patientin, ihrer Angehörigen und Ärzte, daß sie so schnell wie möglich wieder nach Hause kann, um dort mit dem Baby ein normales Leben zu führen. Wie bereits angesprochen, besteht im Prämenstruum die Gefahr eines Rückfalls – darauf sollten die Angehörigen warnend hingewiesen werden. Können sie keine Überwachung rund um die Uhr organisieren, wird eine Krankenhausaufnahme erforderlich. Dies ist absolut unumgänglich, wenn Leben gerettet werden sollen und das Baby eine Mutter haben soll, die in der Lage ist, es großzuziehen.

Babs warf sich unter einen Schnellzug, der mit über 160 km/h über die Schienen schoß, und starb an den Folgen zahlreicher Verletzungen. Direkt nach der Geburt ihres Kindes litt sie unter Wahnvorstellungen und Halluzinationen und war kurz in einer lokalen Mutter- und Kindabteilung. Ihr Mann erklärte, daß seine Frau nur noch im Haus sitzen wollte, geistesabwesend vor sich hinstarrte und fast nichts mehr redete oder aß. Sie war zuvor bereits von einer Brücke in den Fluß gesprungen, wurde jedoch gerettet. Es muß klar gesagt werden, daß sich eine lückenlose Überwachung daheim oder selbst im Krankenhaus nur ausgesprochen schwer realisieren läßt und manches Mal alle Mühe vergebens ist, doch

die Anstrengungen müssen unternommen und die Schwierigkeiten überwunden werden.
Chris litt seit der sechs Monate zurückliegenden Geburt ihrer Zwillinge an postnataler Depression, von ihrer zuvor glücklichen Ehe blieb nicht mehr viel übrig. Sie hatte bereits zwei Selbstmordversuche hinter sich, dann aber, in den frühen Morgenstunden eines Dezembertags, ging sie barfüßig und mit nicht mehr als einem Nachthemd bekleidet an den vom Wind gepeitschten Strand und warf sich in die eisigen Fluten. Ihr Körper wurde später im Meer gefunden. Bei der gerichtlichen Untersuchung beschrieben ihre Eltern, welche Sicherheitsvorkehrungen sie alle getroffen hatten. Nachts wurden alle Türen abgeschlossen, alle Schlüssel versteckt und sichergestellt, daß alle Tabletten versteckt waren – doch so wie es aussieht, muß sie aus einem der Fenster im Erdgeschoß geklettert sein.
Zu Katastrophen kann es auch dann noch kommen, wenn die Mutter selbst sich um Hilfe bemüht hat. Tina wurde der Gewaltanwendung, der vorsätzlichen Körperverletzung und Körperverletzung mit Tötungsabsicht an ihrem fünf Monate alten Sohn beschuldigt und zu zwei Jahren und 18 Monaten mit Bewährung verurteilt. Aus der Zeugenvernehmung vor Gericht ging hervor, daß sie an postnataler Depression litt und vor Ärzten ihre Angst geäußert hatte, sie könne ihrem Sohn etwas antun. Es wurde jedoch nichts Konkretes unternommen, um ihren Sohn vor möglichem Schaden zu bewahren. In der Berufung hat man ihr die Haftstrafe erlassen, das Baby jedoch wurde ihr nicht zurückgegeben.
Immer wenn Antidepressiva oder Tranquilizer verschrieben werden, besteht die Gefahr einer Überdosierung. Doch in wessen Verantwortungsbereich fällt es, darauf zu achten, daß nicht zu viele Tabletten eingenommen werden? Verschreibt der Arzt so viele Tabletten, daß die Dosis, würden alle Tabletten auf einmal eingenommen, tödlich wäre, dann muß er sicherstellen, daß eine verantwortliche erwachsene Person die Tabletten in Verwahrung nimmt und der jungen Mutter stets nur die Tagesration auf einmal gibt. Läßt sich niemand finden, der diese Verantwortung übernimmt, dann kann der Arzt entweder den Apotheker bitten, stets nur die Tagesdosis auszuhändigen, oder er leitet es in die Wege, daß die Frau an einem sicheren Ort aufgenommen wird. Natürlich besteht immer noch die Möglichkeit, eine Überdosis Paracetamol oder Acetylsalicylsäure zu nehmen, die beide rezeptfrei in der Apotheke erhältlich sind. Fiona, die bei der gerichtlichen Untersuchung der Todesursache als »glücklich und temperamentvoll« beschrieben wurde, nahm elf Monate nach der Geburt ihrer kleinen Tochter in einem mehr als 300 Kilometer von ihrem Zuhause entfernten Hotelzimmer eine Überdosis Tabletten ein.
Die gefährlichste Zeit für eine an postnataler Depression leidende Frau

beginnt, wenn sie abstillt und wenn die Menstruation wieder einsetzt. Selbst wenn sie kurz nach der Geburt eine oder zwei Wochen lang im Krankenhaus war, könnte der gefährliche Zeitraum Tage oder Wochen später anstehen – und wenn es dann soweit ist, dann kommt es plötzlich und überraschend. Die Lektion, die wir zu lernen haben, besteht darin, daß der Gesellschaft stärker bewußt gemacht werden muß, was alles passieren kann, und der der jungen Mutter nahestehende Personenkreis stets ein wachendes Auge auf sie haben und beim geringsten Zweifel bereit sein muß, Hilfe zu rufen. Völlig zwecklos ist es, davonzulaufen und die junge Mutter mit ihren Schwierigkeiten und dem Gefühl der Unzulänglichkeit allein zu lassen. Was sie braucht, ist Behandlung und Unterstützung und nicht noch weitere Bestrafung.

Die Beispiele einer postnatalen Depression, soweit sie hier angeführt wurden, sind alle authentisch und wurden vom Gericht akzeptiert. Es besteht selbstverständlich die große Gefahr, daß postnatale Depression von Simulantinnen als Entschuldigung vorgeschoben wird, um sich vor Konsequenzen für ihr asoziales Verhalten zu schützen. Leidet die Frau jedoch an postnataler Depression, dann müssen zur Sicherheit der Mutter, ihrer Kinder und der Gesellschaft eine Behandlung eingeleitet und die erforderlichen Schritte unternommen werden, damit eine Tat nicht wiederholt werden kann. Natürlich gab es auch Fälle, in denen die postnatale Depression ungerechtfertigt strafmildernd von der Verteidigung vorgebracht wurde. Verhindern läßt sich das nur, indem Ärzte und Juristen sämtliche Aspekte der postnatalen Depression besser erkennen und verstehen lernen und ihre Bereitschaft wächst, Mütter nötigenfalls unter ärztliche Aufsicht zu stellen.

1987 stand Moira wegen eines völlig anderen Delikts, nämlich Scheckfälschung, vor Gericht. Bereits zehn Jahre zuvor war sie in derselben Sache zum ersten Mal straffällig geworden und seitdem noch etwa weitere sechs Mal – sie wurde deshalb zunächst zur Bewährung und sodann zu zwei und vier Jahren Gefängnis verurteilt. In diesen zehn Jahren hatte sie auch sechs Kinder bekommen, die sie im Schnitt acht Monate lang stillte. Vor Gericht gab sie zu ihrer Verteidigung vor, der Drang, sich durch Vorspiegelung falscher Tatsachen Geld verschaffen zu müssen, habe sie nur immer dann überkommen, wenn sie schwanger war oder stillte. Bei sorgfältiger Untersuchung ihres Falles kam zum Vorschein, daß sie in den letzten zehn Jahren nur dann nicht schwanger war oder stillte, wenn sie im Gefängnis saß, wo sie ohnehin keine Gelegenheit gehabt hatte, Schecks zu fälschen. Dieser Versuch einer Verteidigung wurde zu Recht nicht angenommen.

Den Versuch, postnatale Depression fälschlich zur Verteidigung vorzubringen, unternahm auch eine bekannte Ladendiebin, die bereits Vorstrafen hatte, die in keinerlei Zusammenhang mit einer Geburt standen; er kam auch im Falle einer Frau vor, die zusammen mit anderen Familienmitgliedern Haschisch rauchend vorgefunden wurde. Nicht für alle Straftaten, die im Jahr nach der Entbindung geschehen, können hormonale Veränderungen verantwortlich gemacht werden. Alle Fälle müssen sorgsam untersucht werden, und falls sich die postnatale Depression als strafmilderndes Argument der Verteidigung bestätigt, ist die geeignete Behandlung einzuleiten.

18 Ausblick

Babys sollten Glück und Freude schenken. Bleibt dies aus, so stimmt etwas nicht, und genau das sind die Fälle, in denen mein Buch helfen möchte.

Hippokrates (4. Jahrhundert v. Chr.) hat die Krankheit, um die es uns geht, im Buch III der Epidemien beschrieben. Er spricht dort von einer Frau, die von Ruhelosigkeit erfaßt wurde und nicht schlafen konnte. Elf Tage nach der Niederkunft begann sie zu delirieren. Dann fiel sie ins Koma und starb am siebzehnten Tag. Hippokrates vermutete zwei Ursachen ihrer Krankheit: Der Blutausfluß ihrer Gebärmutter könnte zum Kopf geströmt sein und zu Erregtheit, Delirium und Raserei geführt haben, oder »wenn sich die Brust einer Frau mit Blut füllt, zeigt dies Wahnsinn an«. Diese Hypothesen galten in den nächsten 2000 Jahren als Dogma.

Der Aspekt »Wahnsinn« rückte das Problem in den Bereich der Psychiater, welche die Krankheit gemäß den traditionellen Auffassungen von den typischen depressiven Erkrankungen oder Psychosen behandelten. Jetzt endlich lassen wir diese Ära hinter uns und treten in eine neue ein, die sich aus der Entwicklung der Endokrinologie ergibt. Die Endokrinologie versucht, den Einfluß der Hormone, ihr mannigfaltiges Zusammenspiel und ihre Wirkung auf unser Leben zu ergründen. Wir leben in einer wissenschaftlich orientierten Zeit mit Computer-Diagnose und raffinierter biochemischer Technologie, aber die klinische Beobachtung ist noch keineswegs am Ende. Klinische Beobachtung hat die Aufmerksamkeit auf die Schädigung des Fetus durch Röteln und die Verabreichung von Thalidomid in den frühen Schwangerschaftsmonaten gelenkt. Und klinischer Beobachtung verdanken wir auch ein neues Verständnis und neue Behandlungsmethoden für postnatale Depression.

Beobachtungen in Behandlungsräumen, Beratungsstellen und Kliniken werden aufdecken, wie häufig postnatale Depressionen sind und wie Ehen, Familien und Familienleben darunter leiden, ja daran zerbrechen. Klinische Beobachtung bildet die Grundlage dieses Buches; auf sie stützt es sich, wo es die hormonalen Umwälzungen in Schwangerschaft und Wochenbett beschreibt, die bei manchen Frauen diese Not aller Nöte heraufbeschwören, aus der das prämenstruelle Syndrom entsteht. Paradoxerweise hat uns gerade die Arbeit am Problem des prämenstruellen Syndroms die Augen geöffnet für die Ähnlichkeit der postnatalen Depression mit diesem Syndrom und die Beziehungen zwischen beiden.

Durch die Erfolge in der Progesteronbehandlung des prämenstruellen Syndroms sind wir zur Prophylaxe und Therapie der postnatalen Depression gekommen. Hier ansetzend, müßte es uns eigentlich gelingen, die Zahl der Fälle von postnataler Erkrankung zu verringern.
Dr. M. Clarke und Dr. A. Williams schrieben 1979 im *Lancet*, daß nach ihrer Einschätzung alljährlich 23000 Frauen in England und Wales mittelschwere oder lähmende postnatale Depressionen durchleiden, die für frischgebackene Mütter Kummer und Unglück bedeuten. Zweifellos ist es höchste Zeit, all dem, worum es in diesem Buch geht, entschieden mehr Aufmerksamkeit zu widmen. Das Problem erfordert nun gezielte gemeinsame Anstrengungen in der Form, daß in den Schwangerenberatungsstellen jeder früheren psychiatrischen Krankheit der Patientin oder der weiblichen Mitglieder ihrer Familie sowie einer kontinuierlichen Überwachung des psychischen Befindens der Frau während der Schwangerschaft wesentlich mehr Beachtung geschenkt wird. Auf diesem Wege wäre zu erreichen, daß Gefährdete zum frühestmöglichen Zeitpunkt behandelt werden können. Außerdem sollte eine postnatale Drei- oder Sechsmonatsuntersuchung eingeführt werden, die es ermöglicht, die depressiv leidenden Mütter zu ermitteln, die Fälle zu diagnostizieren und entsprechende Hilfsmaßnahmen zu ergreifen. Möge aus diesem kleinen Samenkorn der Beobachtung ein mächtiger Baum des Wissens wachsen.
Es ist mir eine Ehrenpflicht, zum Schluß noch zwei der vielen Frauen, die mit ihren Leidensgeschichten soviel zu diesem Buch beigetragen haben, zu Wort kommen zu lassen.
»Ich glaube, jetzt sehe ich ein Licht am Ende eines sehr langen Weges.«
»Ich habe den Tunnel durchschritten, den Ausgang erreicht – welch wunderbare Überraschung!«

Glossar

Abort, Abortus: Fehlgeburt; Schwangerschaftsunterbrechung
Adrenalin: eines der von den Nebennieren erzeugten Hormone
Amenorrhoe: Ausbleiben der Regelblutung
Anorexie: Appetitlosigkeit
Antenatal: vorgeburtlich (vor der Geburt liegend)
Antidepressivum, -va: Arzneimittel gegen Depression
Anus: After

Bromocriptin: Arzneimittel zur Senkung des Prolaktinspiegels

Cervix uteri: Gebärmutterhals

Diuretikum: harntreibendes Mittel
Dyspareunie: Schmerz oder Fehlen des Wollustgefühls beim Koitus

ECT (=electroconvulsive therapy): Elektrokrampftherapie, Schocktherapie; Auslösung eines Krampfanfalls mit Bewußtlosigkeit
Eisprung: siehe Ovulation
Endogen: im Inneren des Körpers entstehend
Endokrine Drüse: Drüse mit innerer Sekretion; Organ, das das Sekret (Hormone) direkt in die Blut- bzw. Lymphbahn abgibt, damit es bestimmte Zellen beeinflussen kann
Endokrinologie: Lehre von der Funktion der endokrinen Drüsen
Endometrium: Gebärmutterschleimhaut
Exogen: von außen kommend

Fetus, Fötus: die Leibesfrucht etwa ab 3. Schwangerschaftsmonat
Follikel (im Eierstock): Graaf-Follikel, Bläschen, das die reife Eizelle enthält
Follikelreifungshormon, follikelstimulierendes Hormon: in der Hypophyse gebildetes Hormon, das im Eierstock die Reifung der Follikel und die Östrogenbildung anregt

Galaktorrhoe: Abgang von Milch im Wochenbett auch in Stillpausen
Gestagen: Schwangerschaftshormone; Bezeichnung für Progesteron (das natürliche Gestagen, Hauptvertreter der Gruppe) sowie weitere natürliche und künstliche (synthetisch hergestellte) Substanzen mit progesteronähnlicher Wirkung
Glukose: Traubenzucker, beim Menschen im Blut vorkommend
Gonadotropin: in der Hypophyse gebildetes Hormon, das auf die Keimdrüsen (Hoden, Eierstöcke) wirkt

Graaf-Follikel: siehe Follikel
Gynäkologie: Frauenheilkunde

Hämorrhagie: Blutung
Hirnanhangdrüse: siehe Hypophyse
Hormone: in Drüsen produzierte chemische Stoffe, die auf dem Blutwege Informationen zwischen Zellen im Körper übermitteln
Hypophyse, Hirnanhangdrüse: wichtiges Organ mit innerer Sekretion (vgl. Endokrine Drüse), das viele verschiedene Hormone produziert
Hypothalamus: Gehirnregion, Teil des Zwischenhirns

Infanticide (engl.): Kindestötung
Innere Sekretion: siehe Endokrine Drüse

Kalium: ein sehr leichtes, in den Zellen vorkommendes Alkalimetall
Klaustrophobie: Angst vor Aufenthalt in geschlossenen Räumen
Kontrazeption: Empfängnisverhütung
Kontrazeptivum, -va: empfängnisverhütende(s) Mittel
Kortikosteroide: von der Nebennierenrinde produzierte Hormone

Laktation: Stillen; Milchbildung in der weiblichen Brustdrüse
Lethargie: übermäßige Schläfrigkeit; Teilnahmslosigkeit
Libido: Geschlechtstrieb, sexuelles Verlangen
Lithium: Alkalimetall, das im Körper nur in winzigen Mengen vorhanden ist
Luteinisierungshormon: Hormon der Hypophyse, das die Ovulation und die Produktion von Progesteron bewirkt
Lymphe: flüssiges Zwischenglied zwischen Blut und Gewebe

Manie: Phase im Rahmen der manisch-depressiven Krankheit, z. B. mit übertriebener heiterer Erregung oder übertriebenem Betätigungsdrang
Menstruationsuhr: spezialisierter Anteil des Hypothalamus, zuständig für die zeitliche Regelung des zyklischen Ablaufs der Menstruation
Menstruationszyklus: die Zeit vom 1. Menstruationstag bis zum 1. Tag der nächsten Menstruation
Metabolismus: Stoffwechsel
Migräne: anfallsweise auftretende heftige Kopfschmerzen

Natrium: Alkalimetall in Blut, Lymphe und Körperzellen
Nebennieren: den Nieren aufliegende Drüsen mit innerer Sekretion, die zahlreiche Hormone produzieren
Nebennierenrinde: Anteil der Nebennieren mit lebenswichtigen Aufgaben

Obstetrik: die Wissenschaft von der Geburtshilfe
Ödem: Schwellung eines Gewebes durch vermehrte Wasseransammlung im Unterhaut-Zellgewebe

Ovarium: Eierstock
Östrogen: vom Eierstock freigesetztes Hormon
Ovulation: Follikelsprung, Eisprung; die Freigabe des befruchtungsreifen Eies durch den Eierstock
Ovulum: kleines Ei, Eizelle

Plazenta: Nachgeburt, Mutterkuchen; in der Gebärmutter angelegtes Organ, das der Ernährung des Fetus dient und schwangerschaftserhaltende Hormone erzeugt
Postmenstruum: die Tage unmittelbar nach der Menstruation
Postnatal: die Zeit nach der Geburt
Präeklampsie, Eklampsiebereitschaft: Schwangerschaftstoxikose, Krankheit in den späten Schwangerschaftsmonaten, gekennzeichnet durch Blutdruckerhöhung, Eiweiß im Urin, Ödeme
Prämenstruum: die Tage unmittelbar vor der Menstruation
Progesteron: im Eierstock gebildetes Hormon, das der Vorbereitung der Gebärmutterschleimhaut auf die Eieinnistung dient
Prolaktin (Laktationshormon): von der Hypophyse gebildetes Hormon, das die Milchdrüsenfunktion steuert
Prophylaxe: Krankheitsvorbeugung
Psychose: Geisteskrankheit
Puerperium: siehe Wochenbett
Pyrexie: Fieber, Fieberzustand
Pyridoxin: Vitamin B_6

Refraktär: unempfindlich, nicht beeinflußbar
Refraktärperiode: refraktäre Pause
Rektal: den Mastdarm betreffend

Schilddrüse: Drüse im Halsbereich, die Hormone produziert, welche die Geschwindigkeit des Stoffwechsels im Körper regulieren
Sedativum, -va: Beruhigungsmittel
Stoffwechsel: der Auf-, Um- oder Abbau von chemischen Substanzen im Körper
Symptom: Krankheitszeichen
Syndrom: Symptomenkomplex, Gruppe von Krankheitszeichen, die meist gemeinsam auftreten
Testis, -es: Hoden
Testosteron: männliches Sexualhormon, das im Hoden gebildet wird
Therapie: Behandlung, Heilverfahren
Thyreoidea: Schilddrüse
Thyroxin: Hormon der Schilddrüse
Tranquilizer: Sedativum, Beruhigungsmittel
Trauma: Wunde, Verletzung, Gewalteinwirkung von außen auf den Körper; psychisches Trauma: starke seelische Erschütterung, psychische Konfliktsituation

Uterus: Gebärmutter

Wehen: schmerzhafte Zusammenziehungen der Gebärmutter
Wochenbett, Kindbett: Frühwochenbett: 1. Woche nach der Entbindung, Spätwochenbett: 6–8 Wochen nach der Entbindung

Zervix: siehe Cervix
Zervixabstrich, Gebärmutterhalsabstrich: Test zur Erkennung von Zervixkrebs

Literaturhinweise

Arieti, S., und Bemporad, J.: Depression, Stuttgart 1983.

Dalton, K.: Premenstrual Syndrome and Progesterone Therapy, William Heinemann Medical Books, 1977.

Dalton, K.: Once a Month, Fontana Paperbacks and Harvester Press, 1978.

Dix, C.: Depressionen nach der Geburt, Reinbek 1991.

Gödtel, R.: Seelische Störungen im Wochenbett, Frankfurt 1979.

Langbein, K., Martin, H.-P., Sichrovsky, P., Weiss, H.: Bittere Pillen, Köln 1983.

Lemke, R., Rennert, H.: Neurologie und Psychiatrie, Leipzig 1974.

Sandler, M. (Hrsg.): Mental Illness in Pregnancy and the Puerperium, Oxford University Press 1978.

Scholz, R., und Minker, M.: Brigitte Lexikon Die Frau, München und Hamburg 1982.

Schwarz, R., und Retzke, U.: Gynäkologie und Geburtshilfe, Berlin 1977.

Stehr, K. (Bearbeiter der deutschen Ausgabe): Schwangerschaft, Geburt und Säuglingspflege, München 1978.

Stoeckels Lehrbuch der Geburtshilfe, Stuttgart 14/1967.

Welburn, V.: Die Krise nach der Geburt, Bergisch Gladbach 1983.